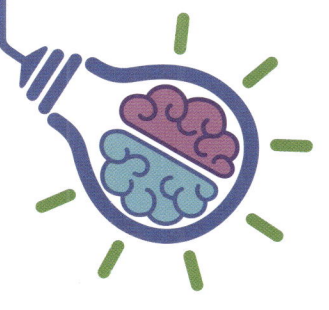

뇌톡톡!
인지 컬러링북

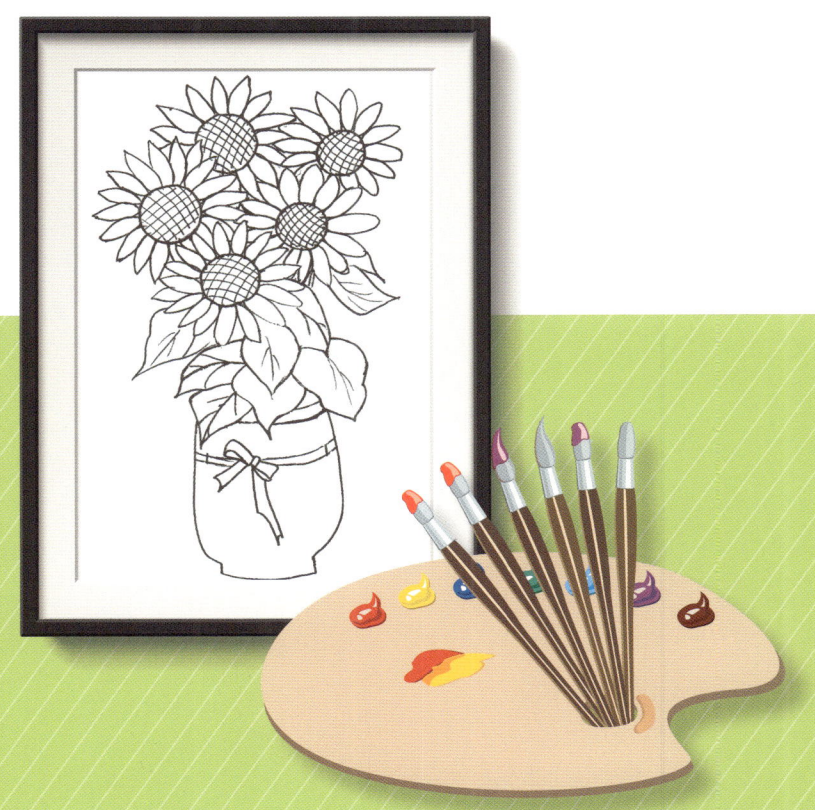

1 인지 프로그램이 왜 필요한가?

- 약물치료와 더불어 치매노인의 남아있는 인지기능을 최대한 보존하면서 문제행동을 예방하고 지속적인 관리 필요.
- 삶의 질을 증진시키는데 목표를 둔 심리 사회적인 접근을 동시에 활용.
- 개인의 기억, 인식 및 문제 해결 능력에 영향.
- 관찰, 주의집중, 지각, 기억, 추론과 같은 인지 기능을 향상.

◉ 학문적 접근에서의 프로그램의 필요성
- 인지기능 향상.
- 대뇌 피질의 퇴화 예방.
- 알츠하이머병 예방.
- 뇌 용적 감소율 저하.
- 알츠하이머 병의 진행 속도 둔화.

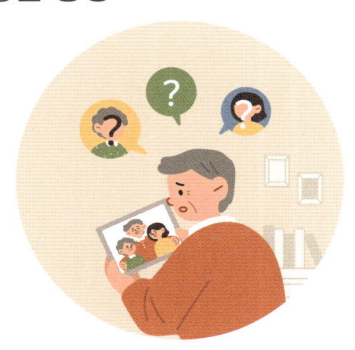

2 인지 맞춤형 프로그램의 실제

◉ 미술인지 프로그램
- 색칠하기 : 만다라, 꽃, 동물, 다양한 그림.
- 만들기 : 색종이, 폐품.
- 그리기 : 종이, 천, 색지, 사포지.
- 콜라주, 드로잉 등 미술기법 이용.

◉ 음악인지 프로그램
- 노래 부르기 : 동요, 민요, 트로트.
- 악기 다루기 : 장구, 북, 꽹과리, 피리.
- 손 유희, 율동하기.
- 노래 교실 : 새로운 노래 배우기.

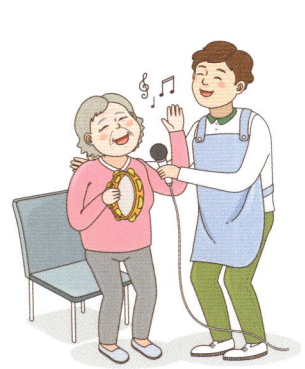

◉ 언어인지 프로그램
- 회상 기법.
- 단어 알기 : 일상생활, 신체, 의복 등.
- 수수께끼, 속담, 사자성어 등.
- 퍼즐 맞히기.
- 가족 이름 적어보기.

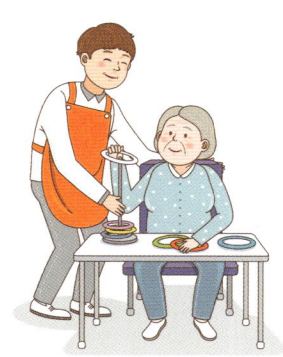

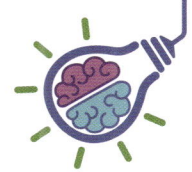

- **수. 감각인지 프로그램**
    - 수 : 돈, 날짜, 나이계산, 숫자 채워 넣기.
    - 지남력 : 시간, 날짜, 계절, 절기 등.
    - 교 구 : 쌓기, 넣기, 색깔 맞추기, 다트, 바둑, 장기, 고리 끼우기, 칠교 등 다양한 교구 자료.
    - 장보기, 약 알기, 일상생활에서 수 찾기.

- **신체인지 프로그램**
    - 요가 : 실버요가, 기본요가, 스트레칭 요가.
    - 건강 박수.
    - 오이리트미 신체 율동.
    - 생활체육 신체 율동.
    - 음악을 이용한 신체 율동.

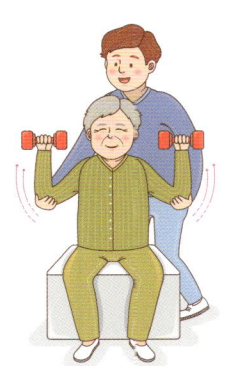

3 치매인지 프로그램 활동의 중요성

- 프로그램 내용 정하여 계획 수립하기.
- 체계적인 계획서를 통한 프로그램 활동하기.
- 구체적인 프로그램 활동내용 수립하기.
- 프로그램 활동에 대한 평가하기.
- 일과적인 프로그램 활동하기.
- 반복적인 활동하기.
- 모든 활동은 함께 하기.

4 미술인지 활용 할 수 있는 컬러링 북 소개

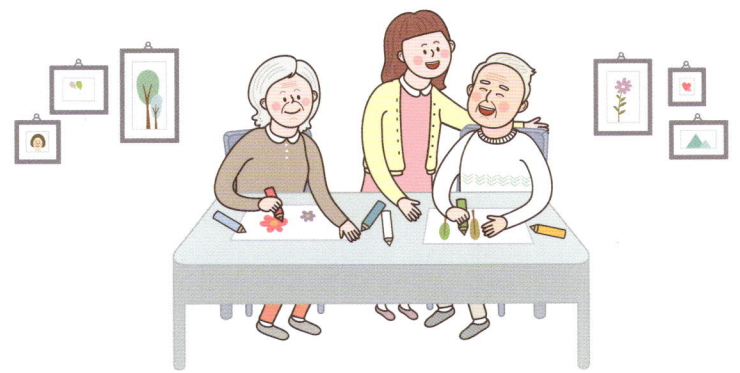

5 뇌톡톡 컬러링북 활용방법

- **색칠하기** : 사인펜, 크리파스, 색연필, 물감 등으로 색칠 활동
- **붙이기** : 한지, 색종이, 셀로판지 등을 오려 붙이는 활동
- **따라 그리기** : 유산지를 워크지 위에 올려 따라 그리는 활동
- **오리기** : 색칠한 도안을 오려 모빌이나 부채를 만드는 활동
- **이야기 나누기** : 그림에 대한 옛날 추억에 대한 이야기 하는 활동

6 인지 맞춤형 프로그램의 실제

- 대상자가 색칠하기, 오리기, 붙이기, 따라 그리기 등의 소 근육을 쓰는 활동을 하면서 치매예방 인지 능력 향상 효과가 있습니다.

- 대상자가 컬러링북을 보며 과거의 일을 떠올리고, 다른 사람들과 직접 말로 공유함으로써 상호작용 능력 향상 효과가 있습니다.

- 컬러링북을 색칠하는 활동은 대상자의 집중력을 높이며 정서적 안정, 기억력 향상 효과가 있습니다.

- 대상자의 추억회상을 통해 정신적, 감정적 불균형 상태를 긍증적으로 변화시키는 효과가 있습니다.

- 대상자가 활동을 직접 해보고 완성함으로 인해 의존에서 벗어나 성취감을 느끼는 효과가 있습니다.

- 컬러링북 색칠 활동을 통해 자칫 퇴보하기 쉬운 시지각 능력과 시공간 개념이 향상시키는 효과가 있습니다.

- 컬러링북 색칠 활동은 치매노인의 문제행동의 감소 효과를 기대할 수 있습니다.

- 노인 미술 활동은 창의성과 자기 표현력이 증가되며 타인에 대한 배려와 수용력을 가지는 효과가 있습니다.

- 노인 미술 활동은 자기인식과 고찰의 기회를 갖고 자기성찰에 대한 평가 및 비판 능력 또는 갈등에 대한 문제해결 능력이 생기는 효과가 있습니다.

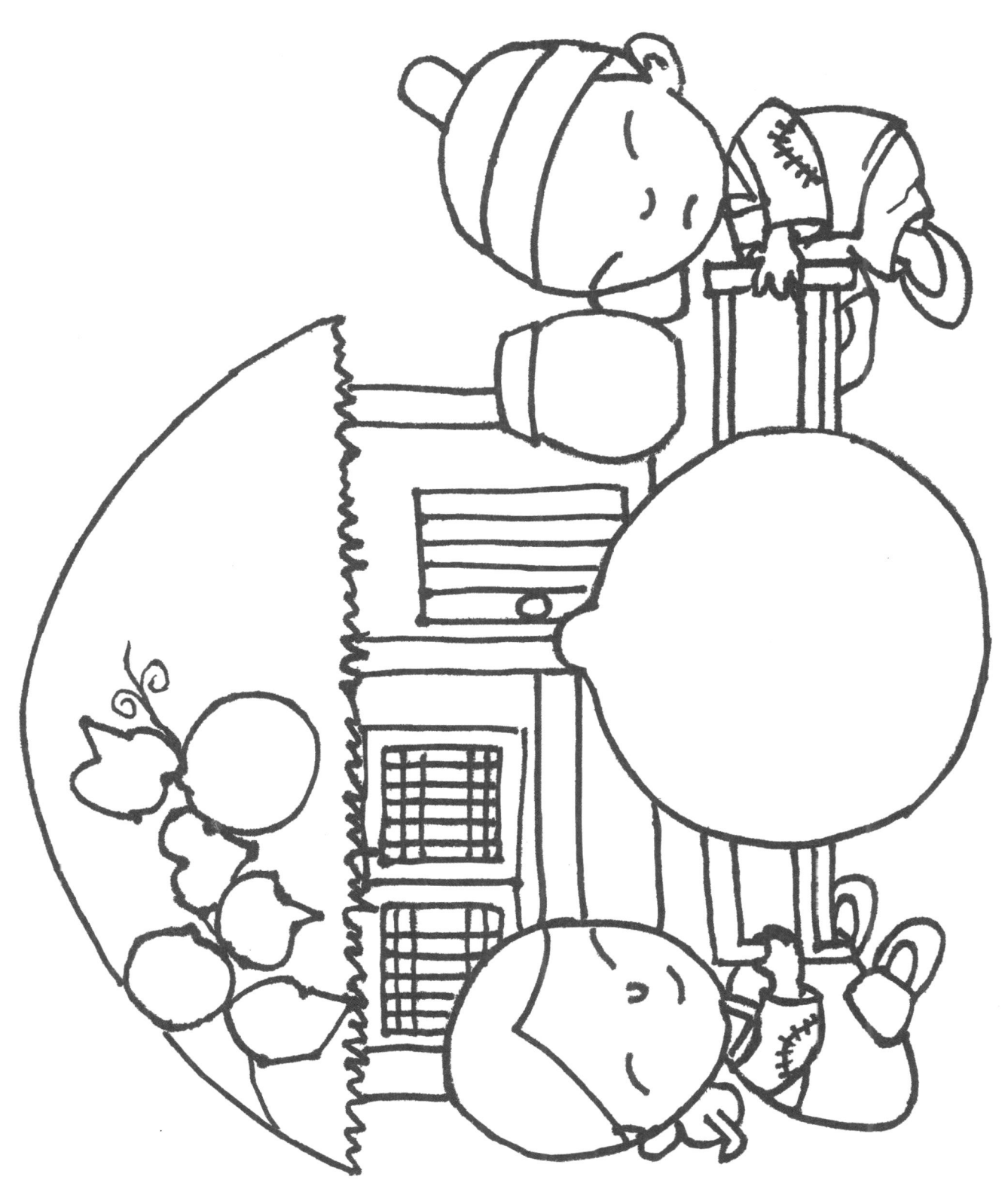

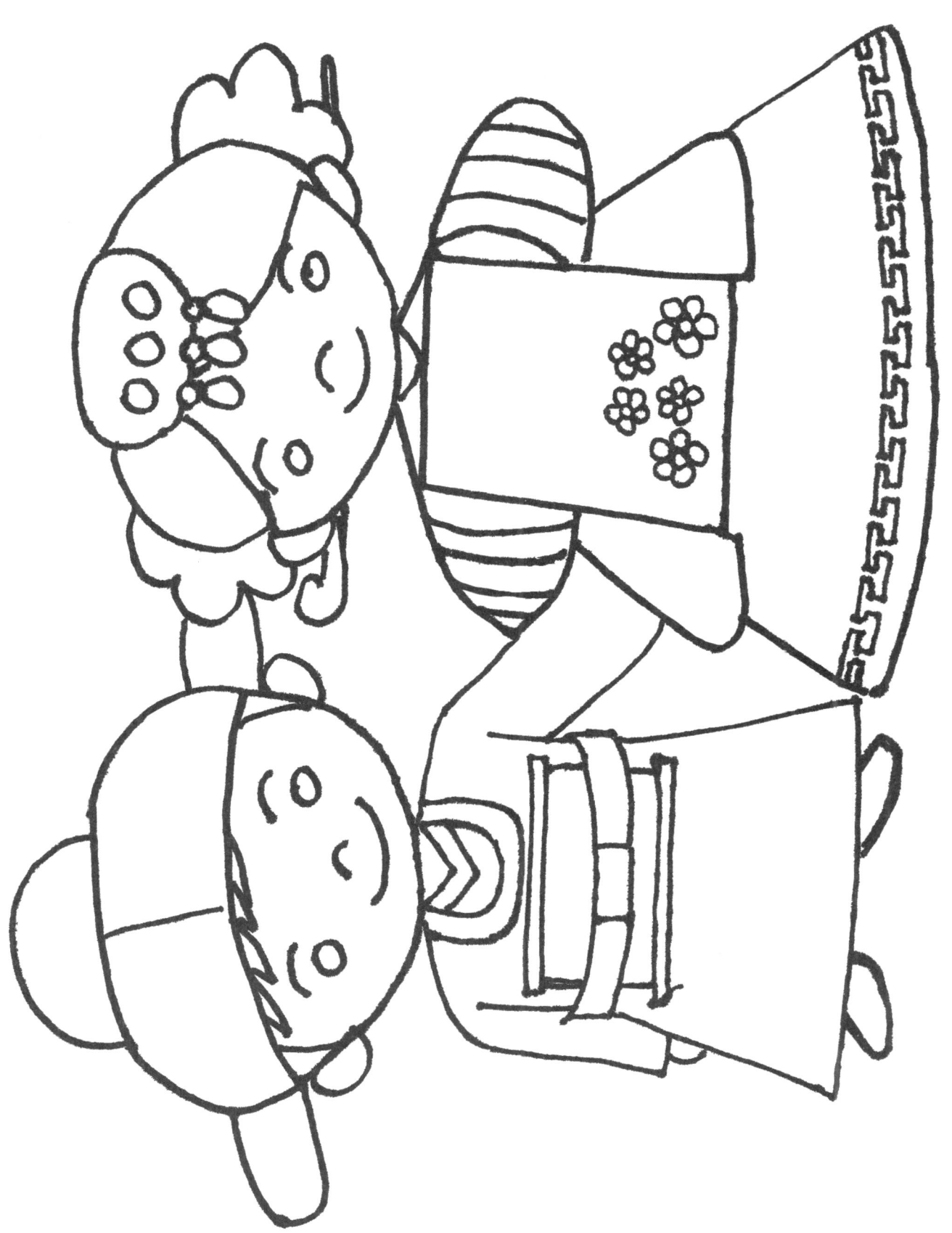

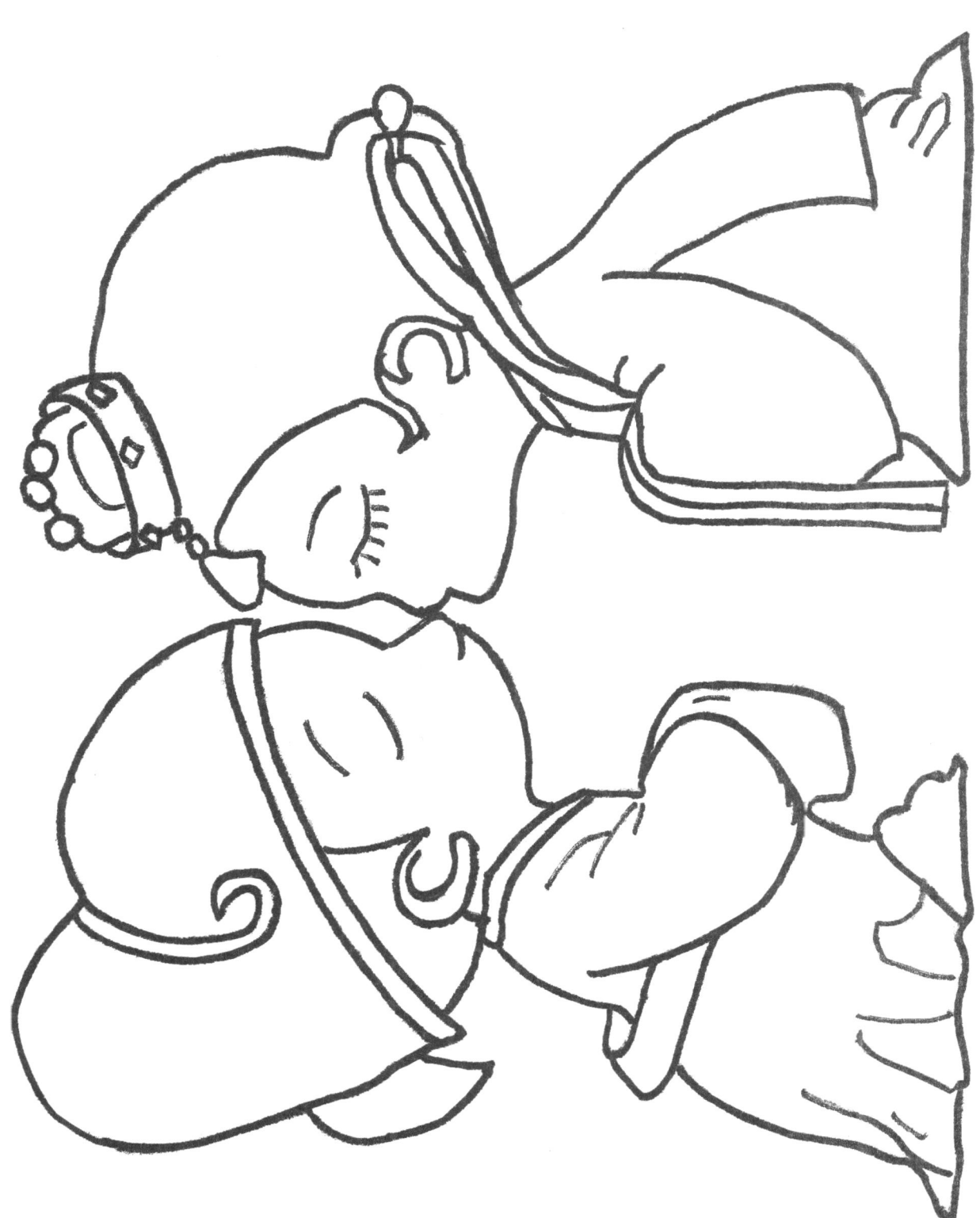

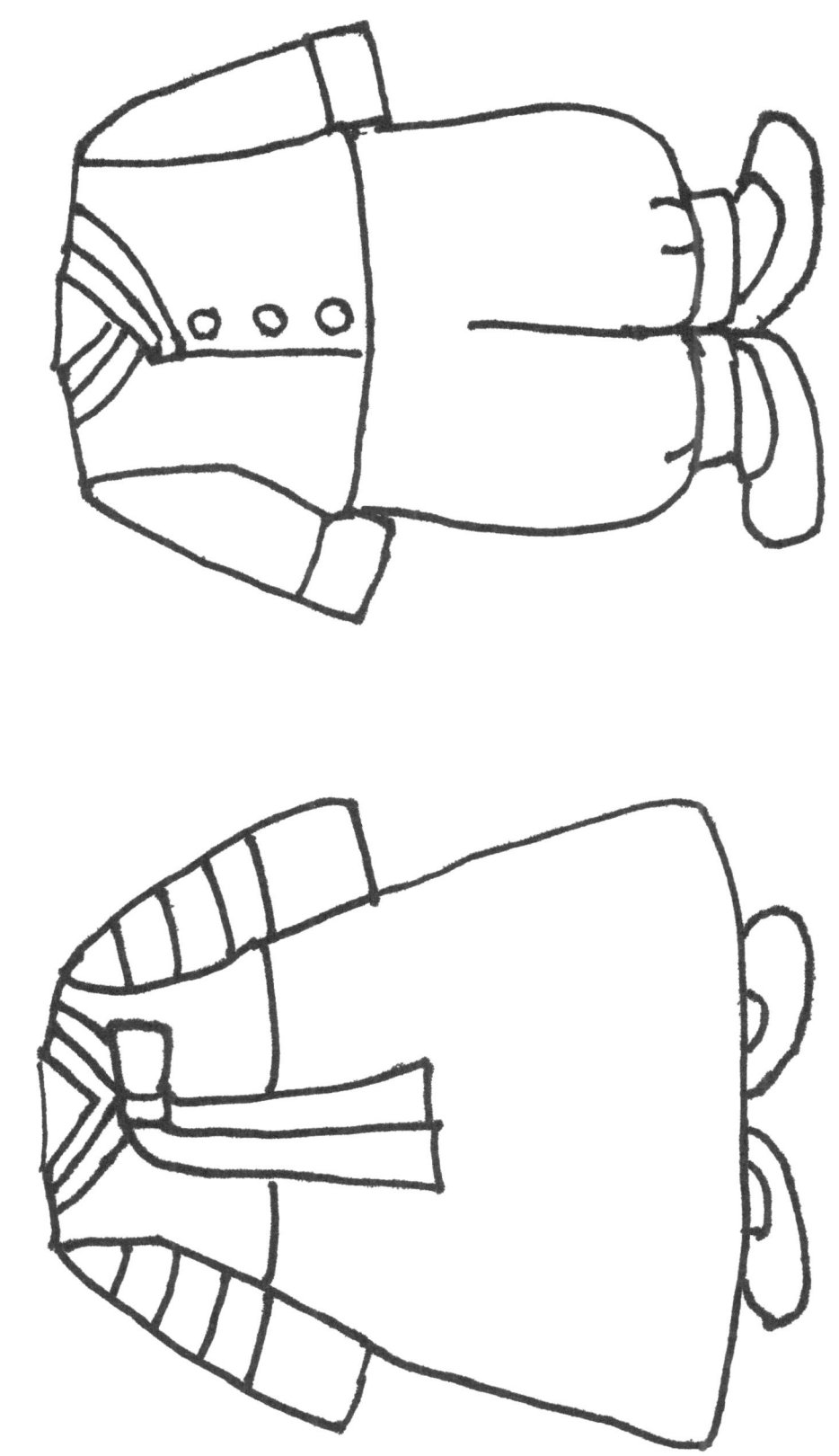

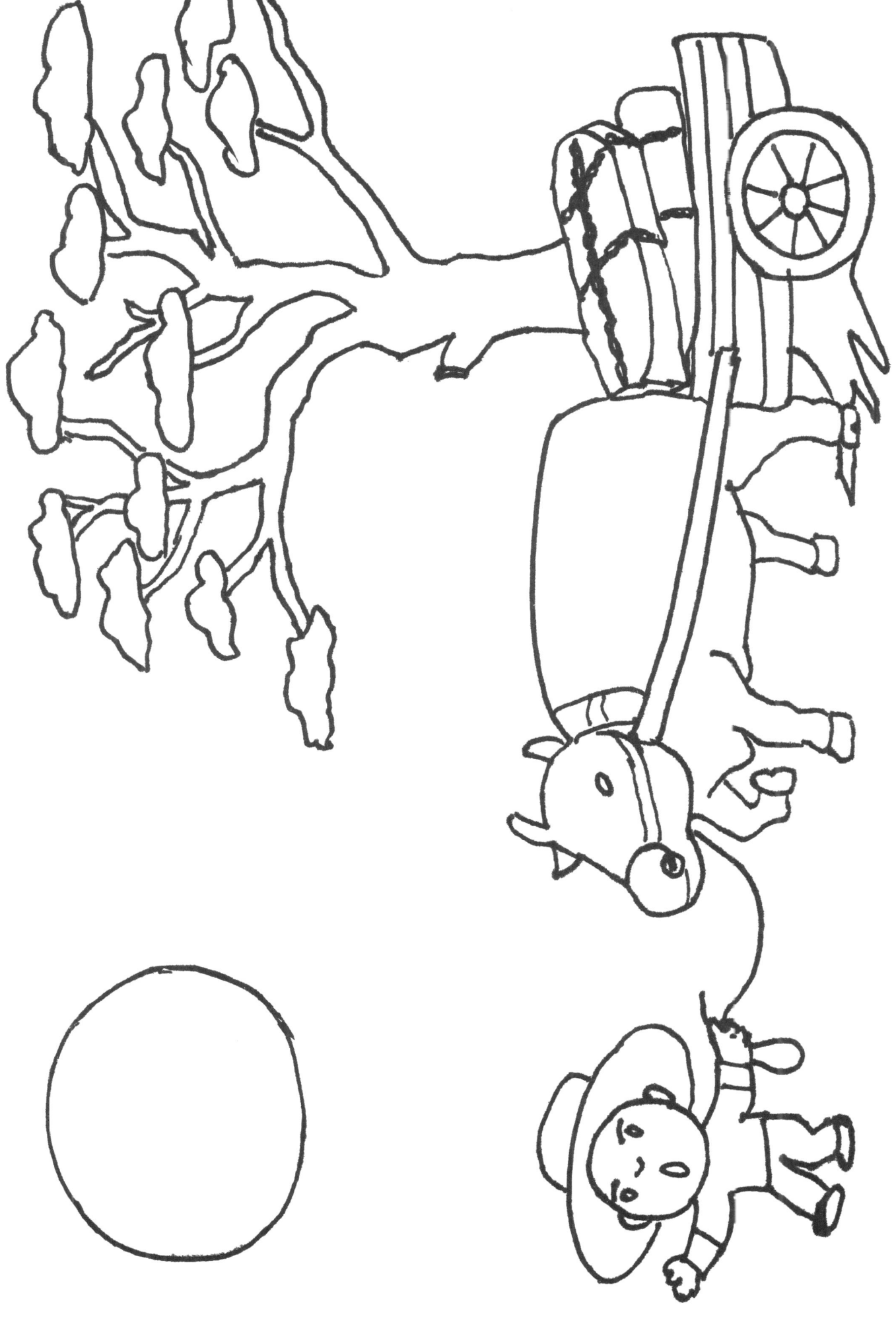

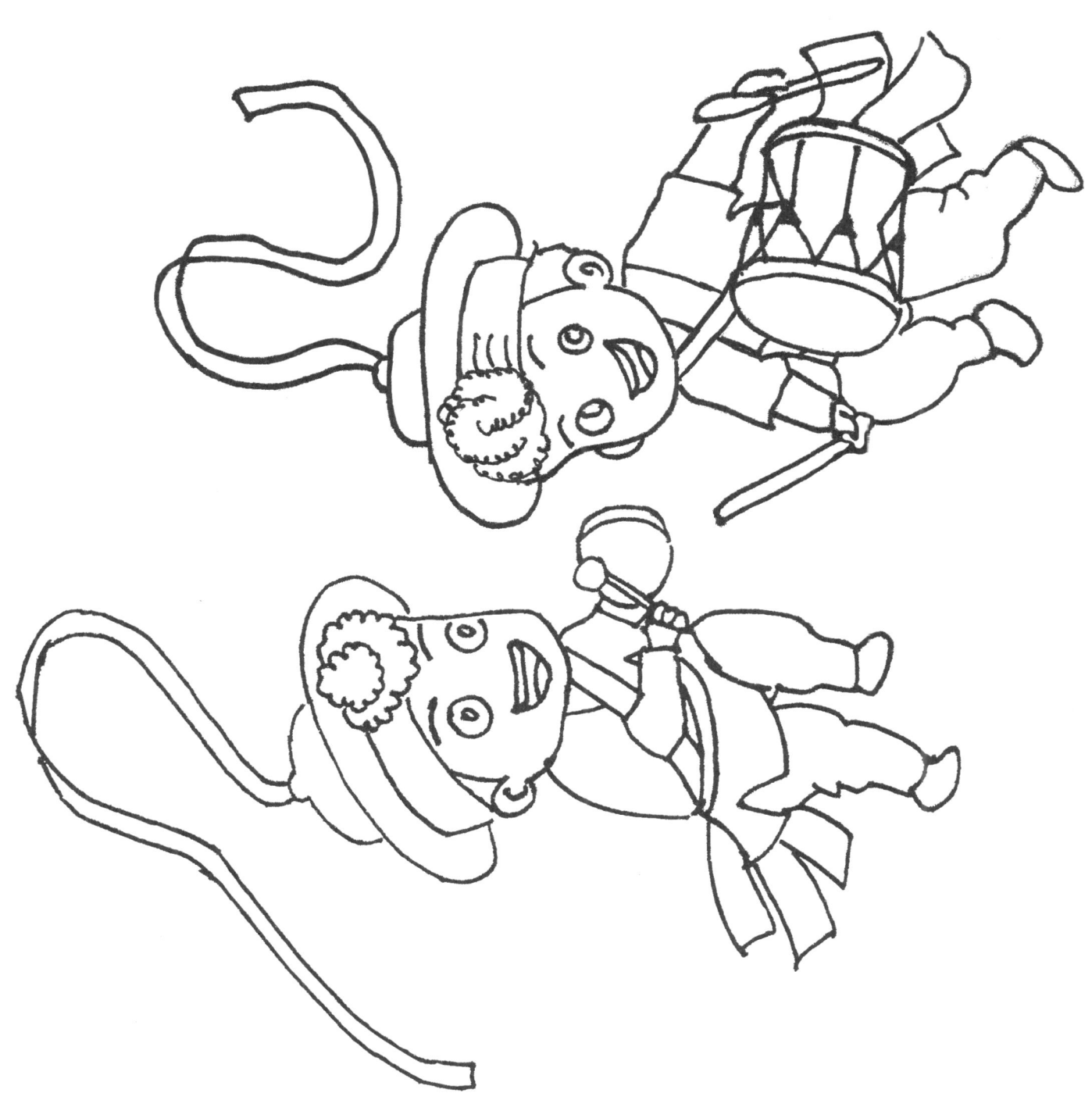

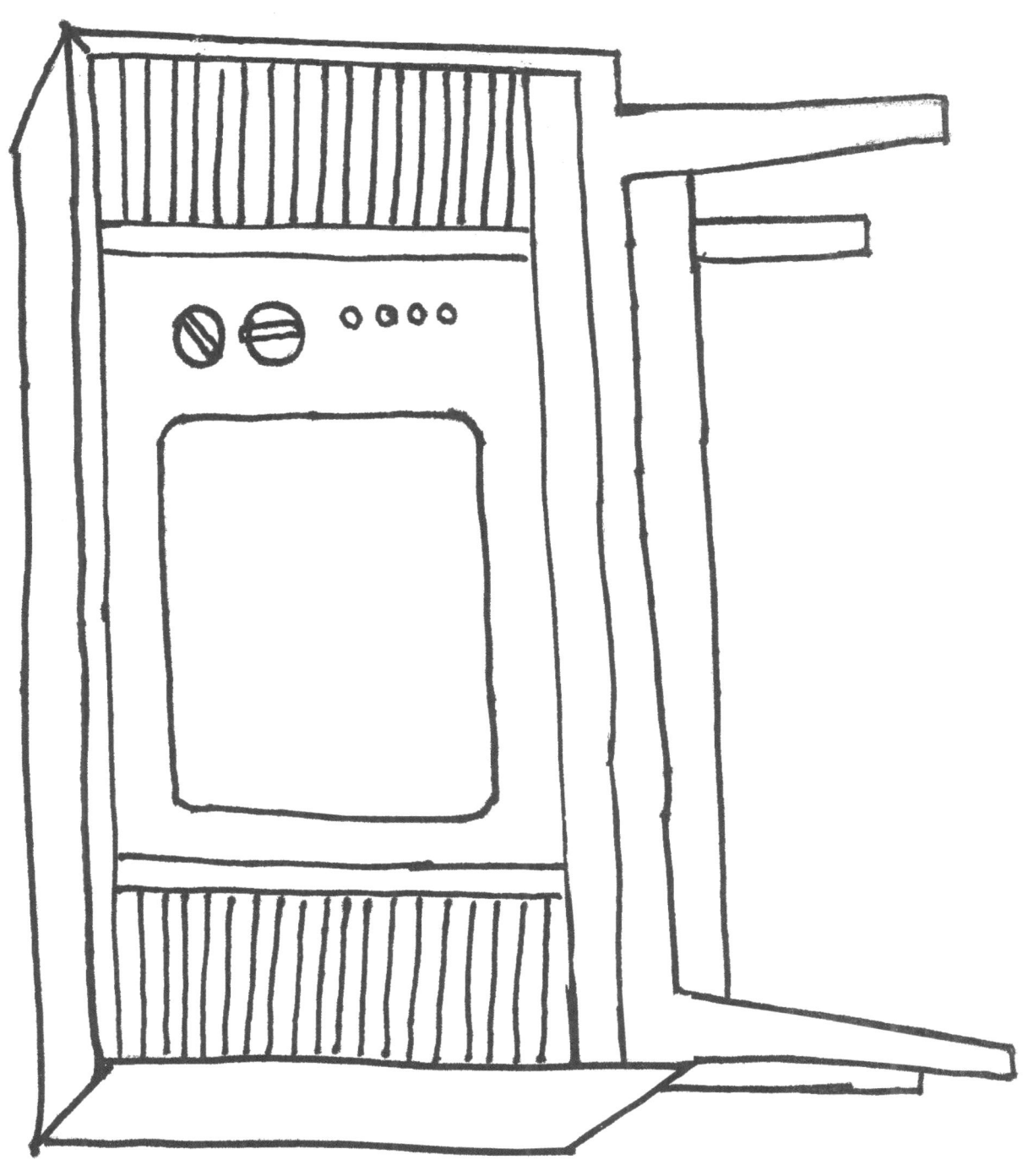

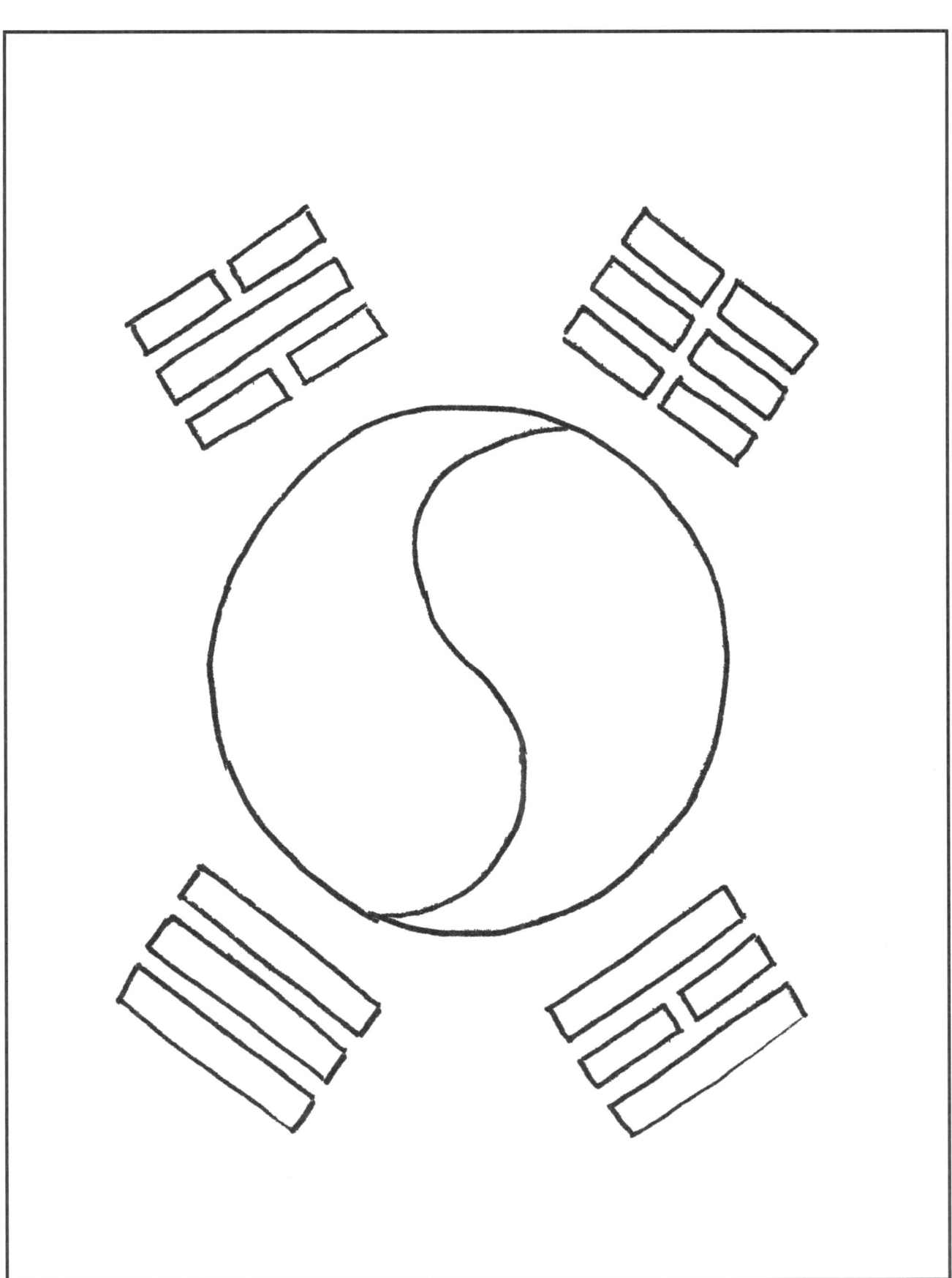

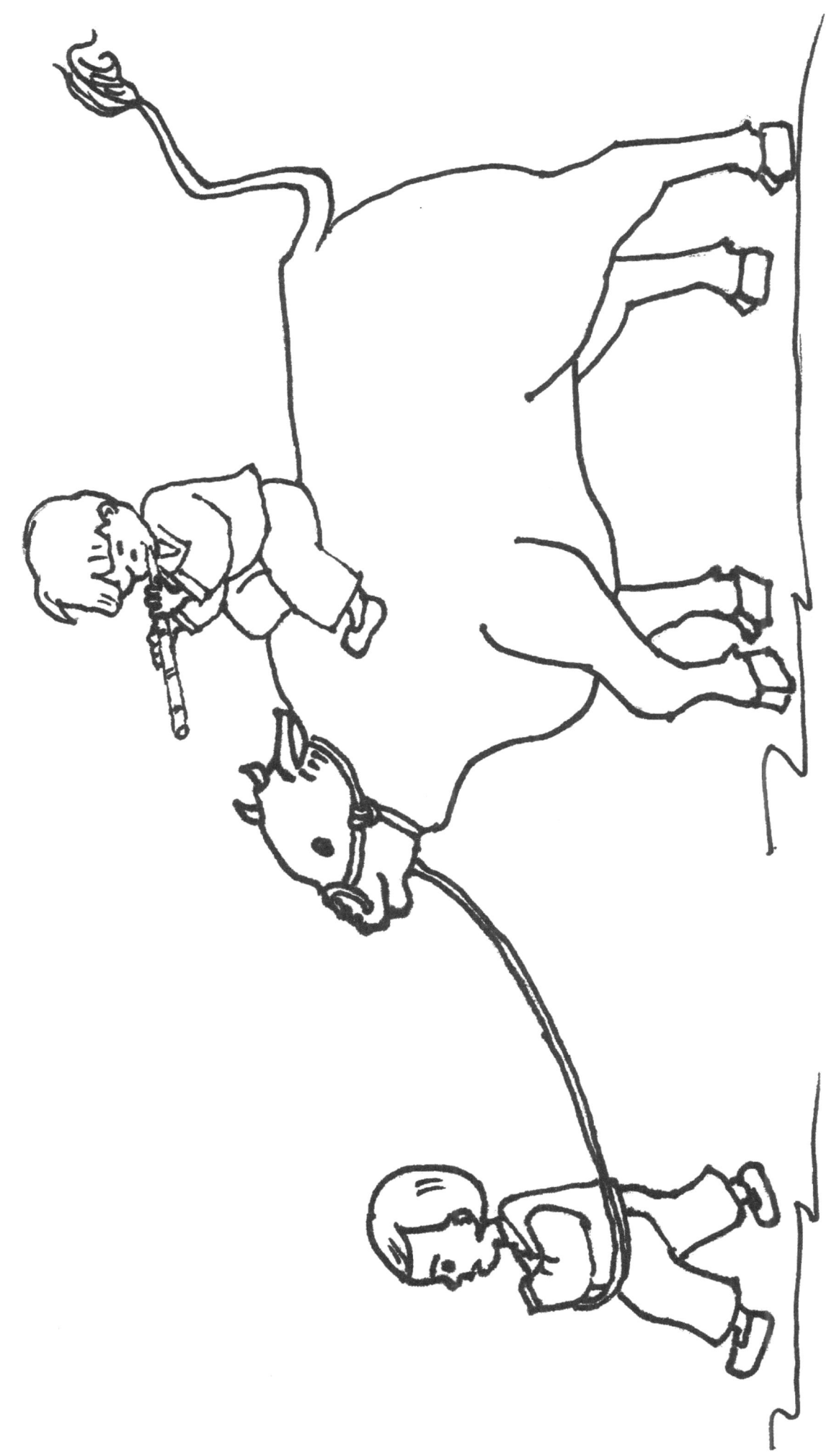

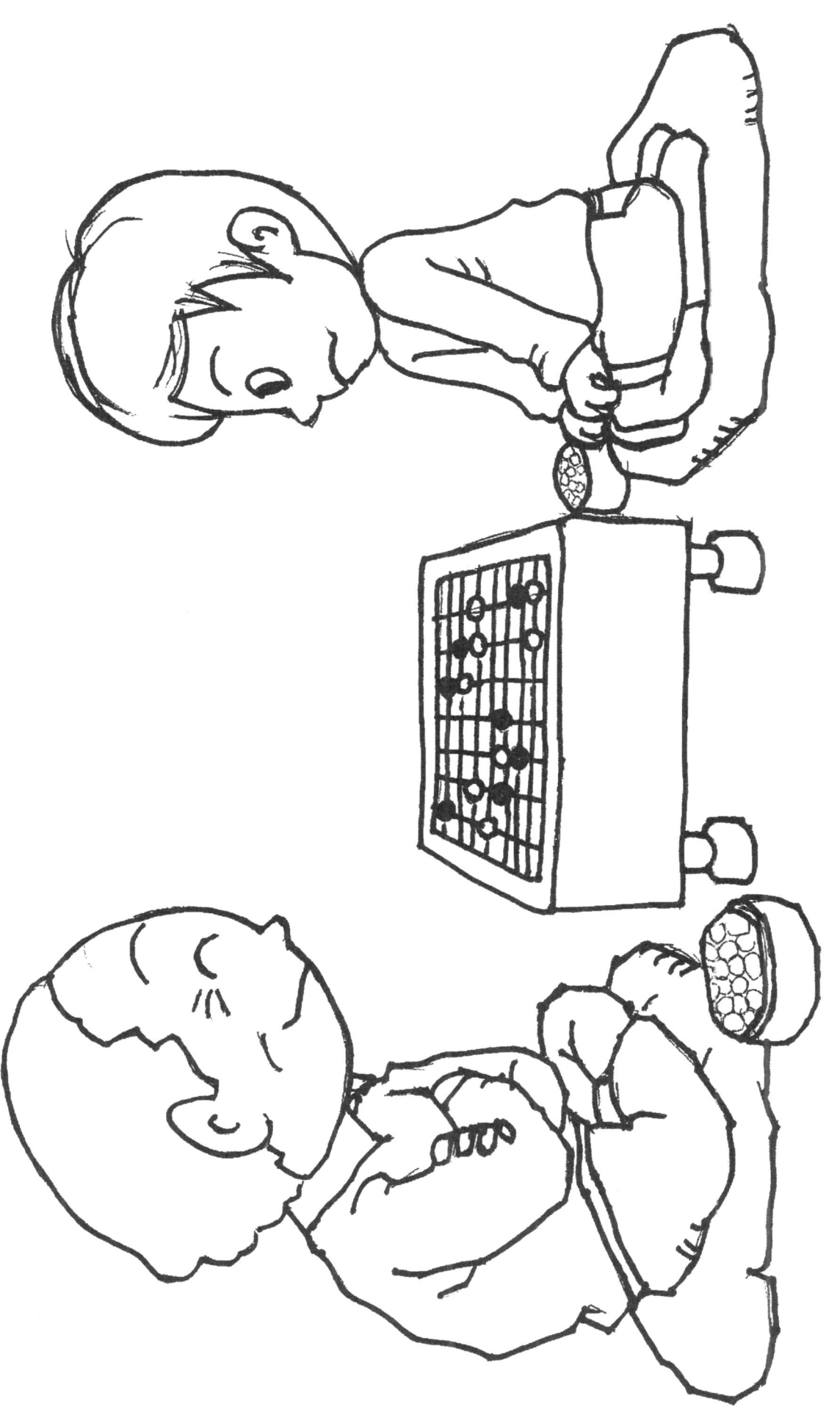

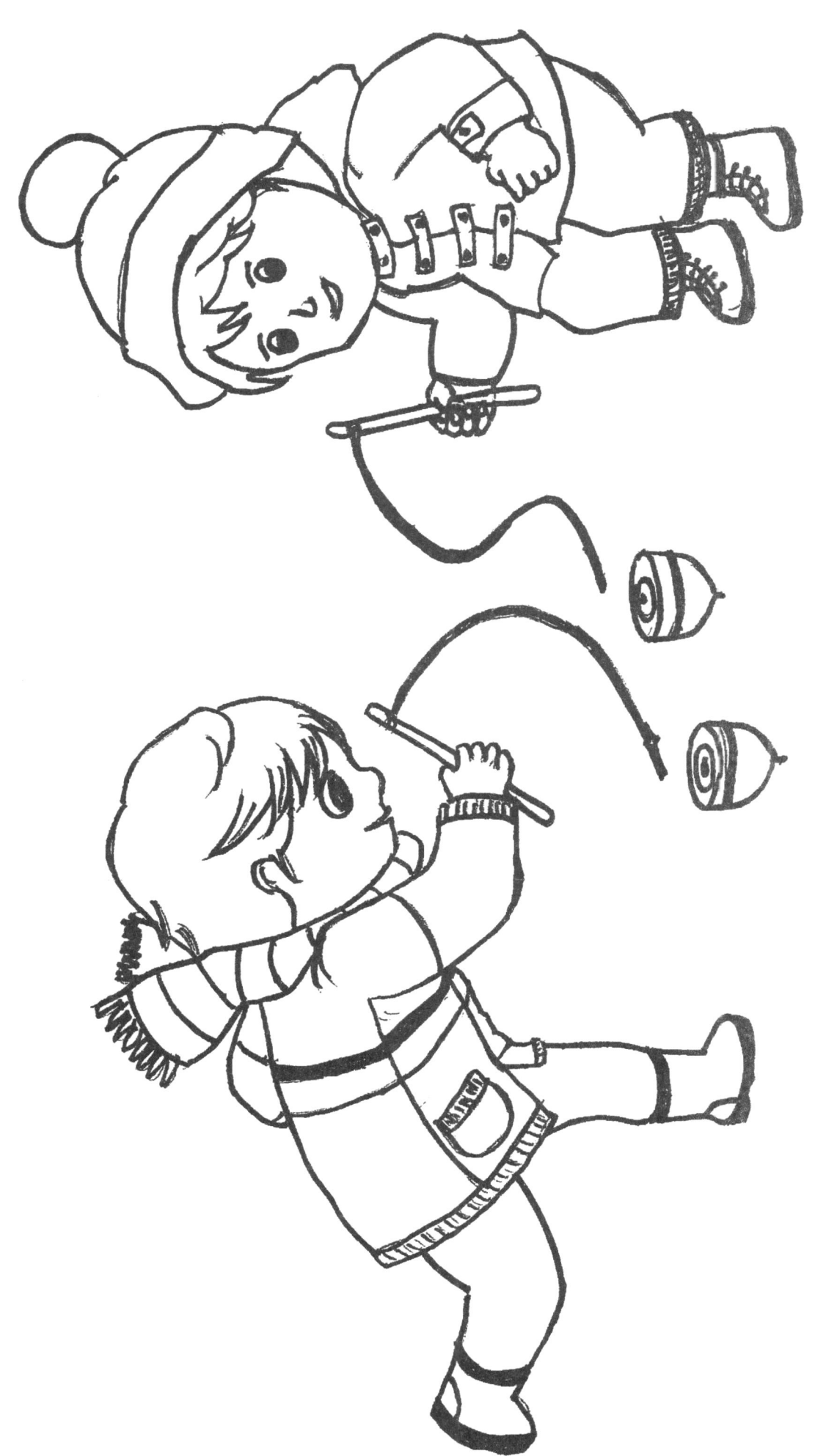

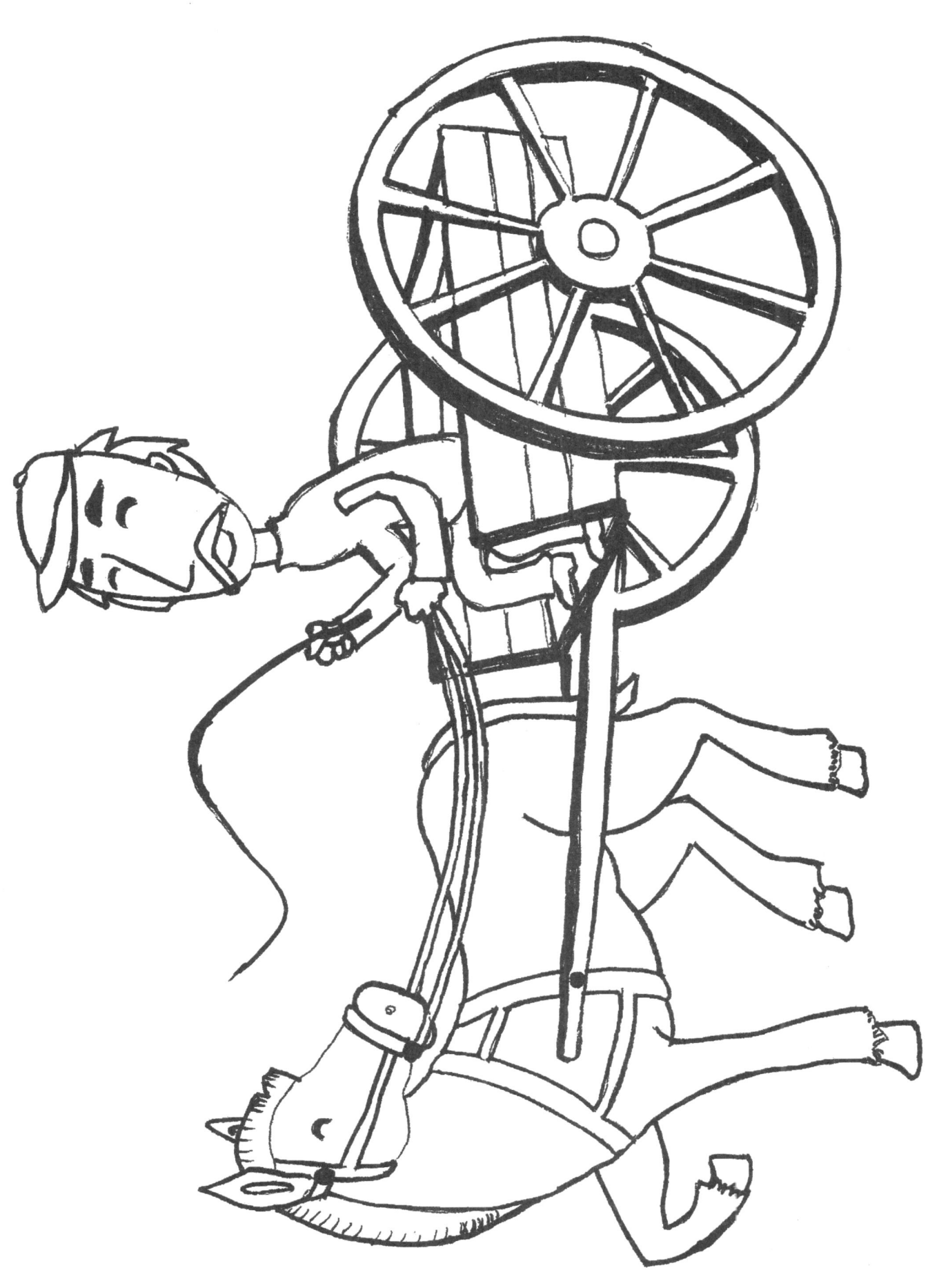

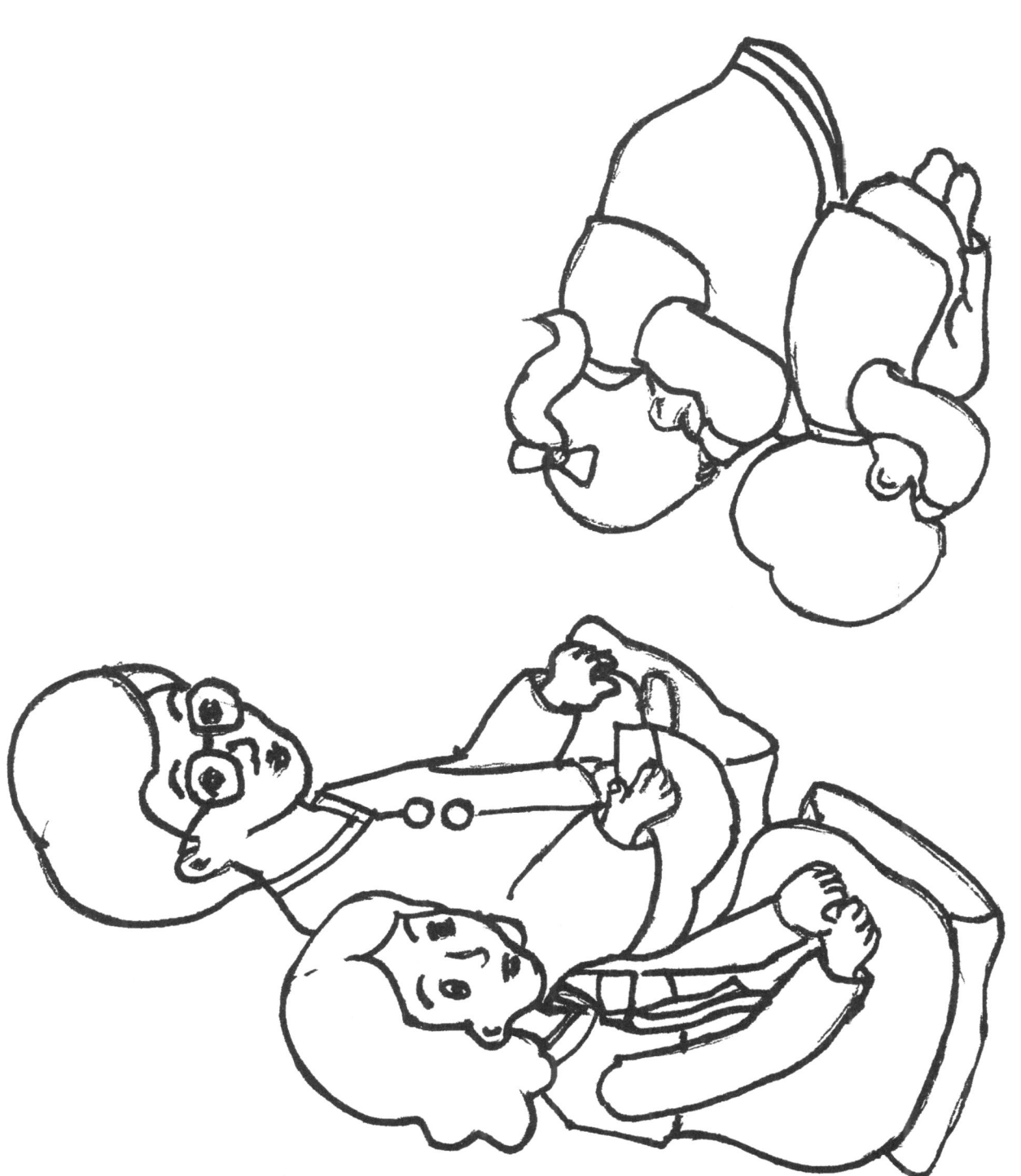

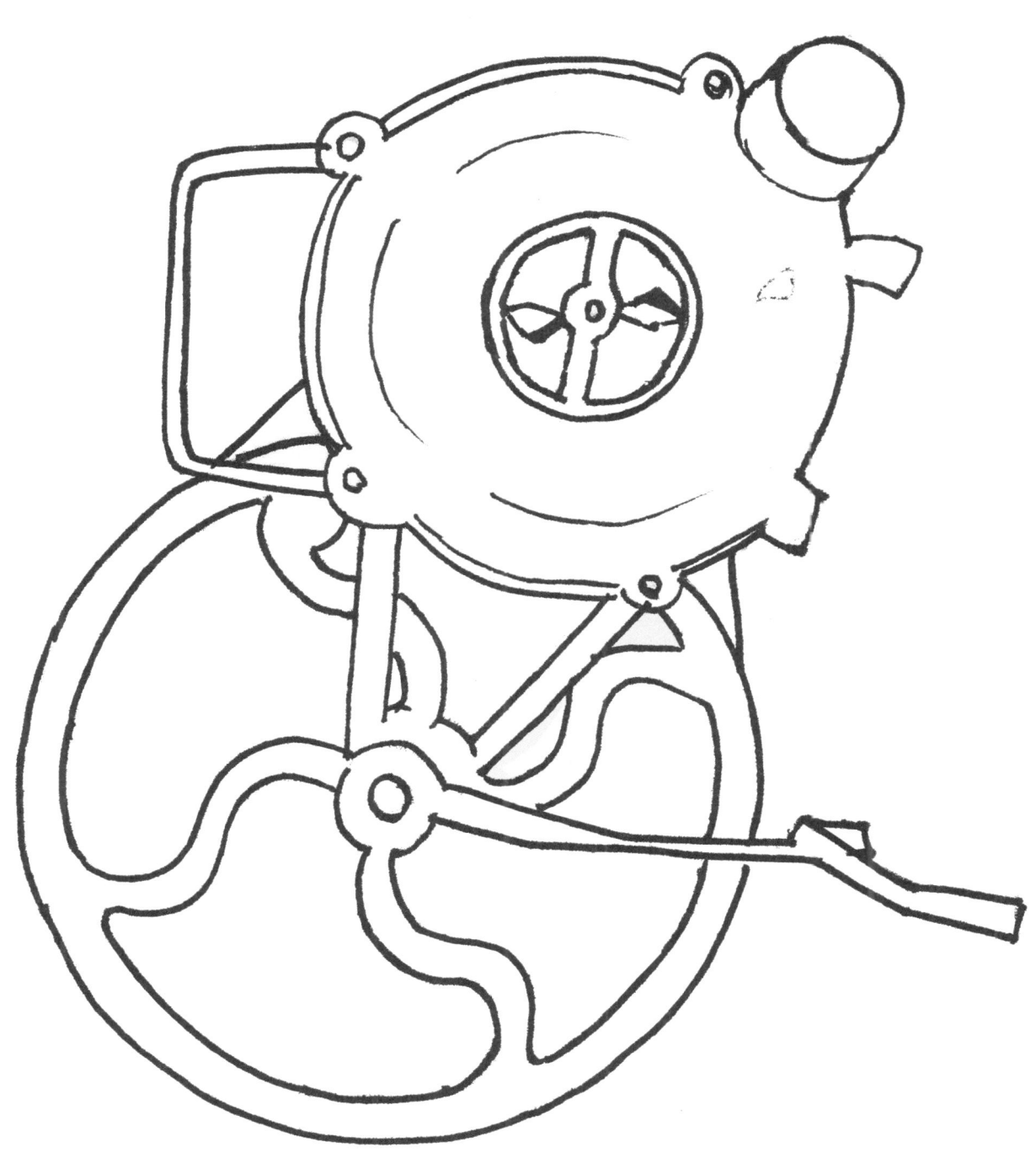

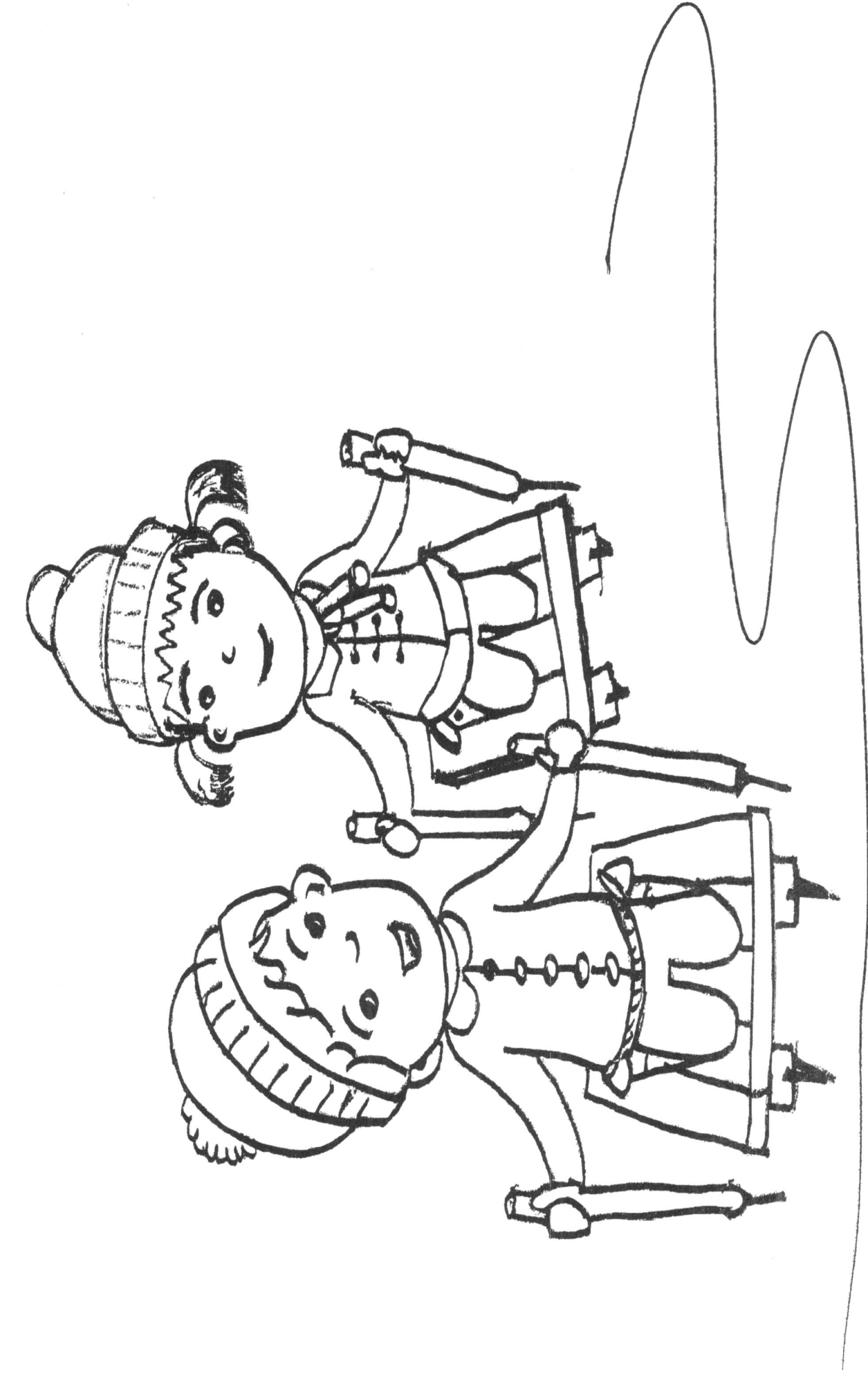

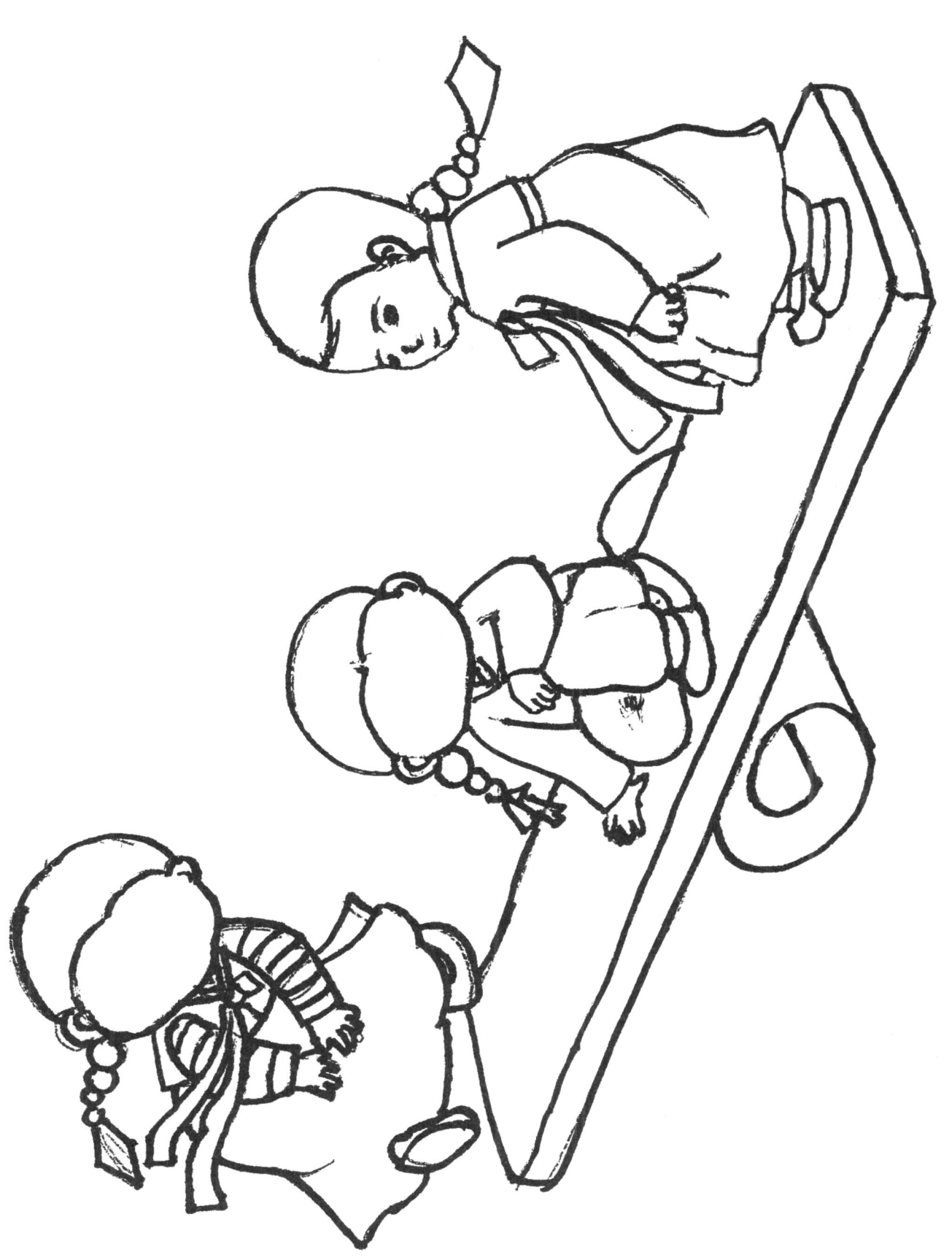

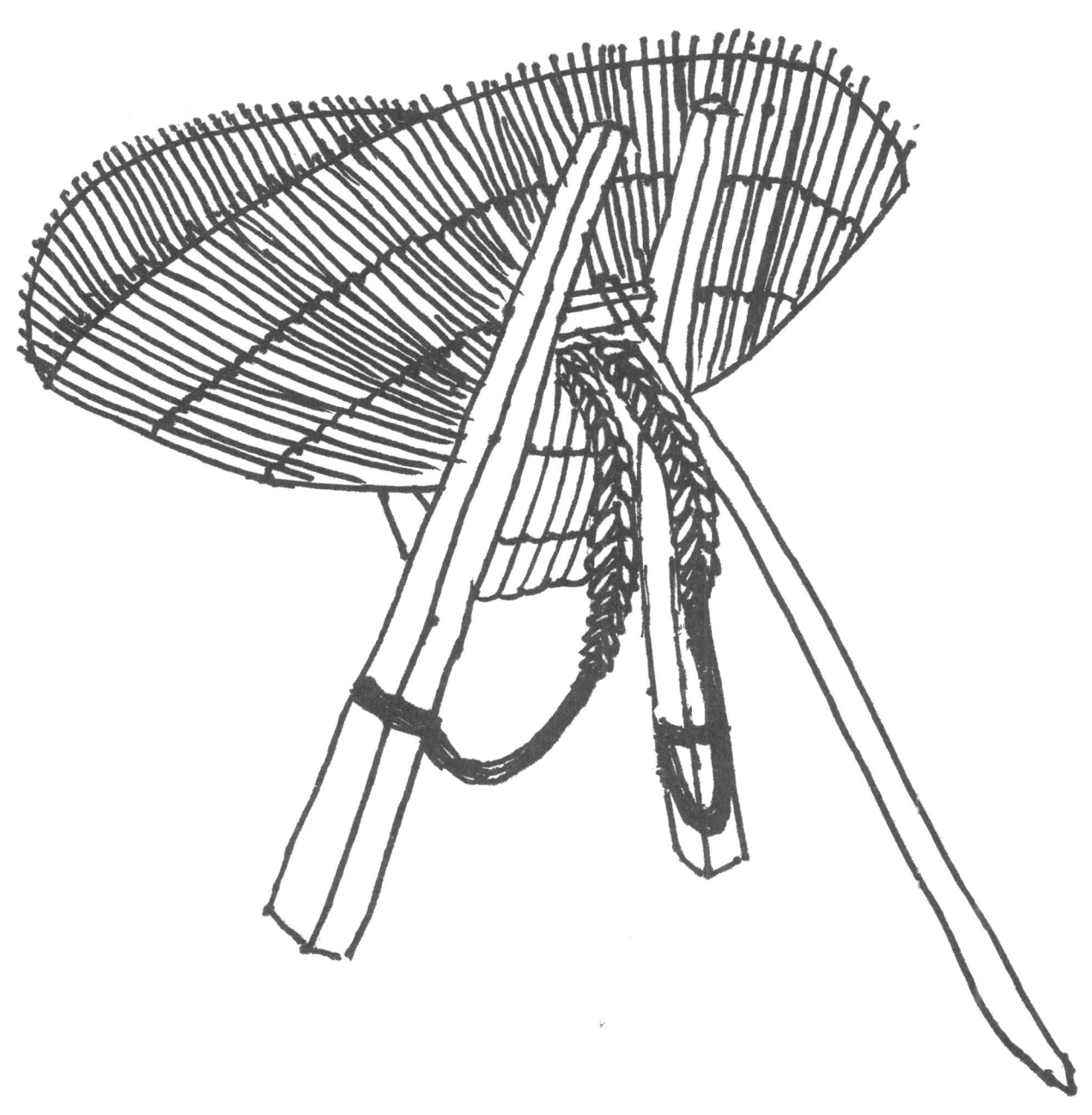

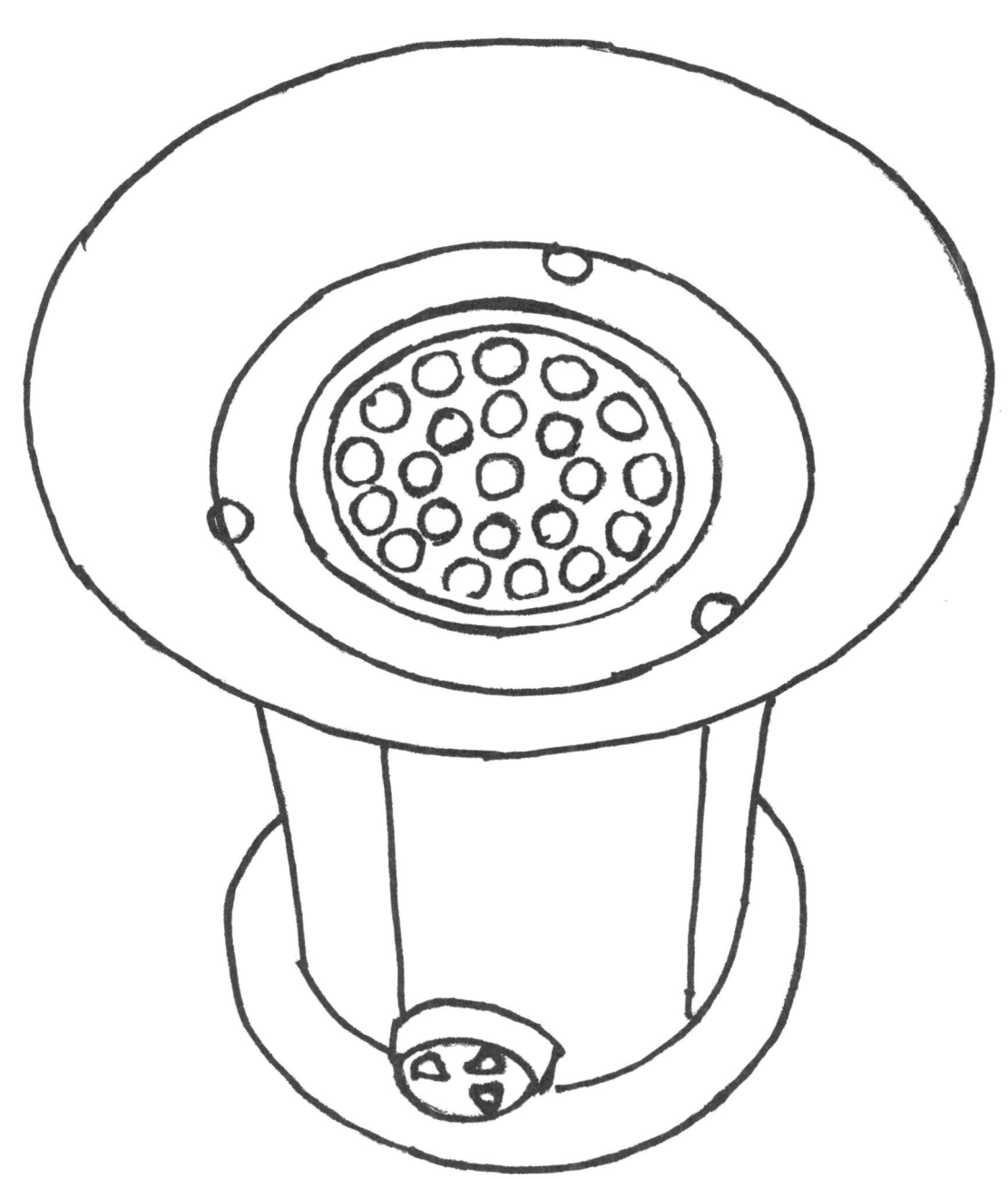

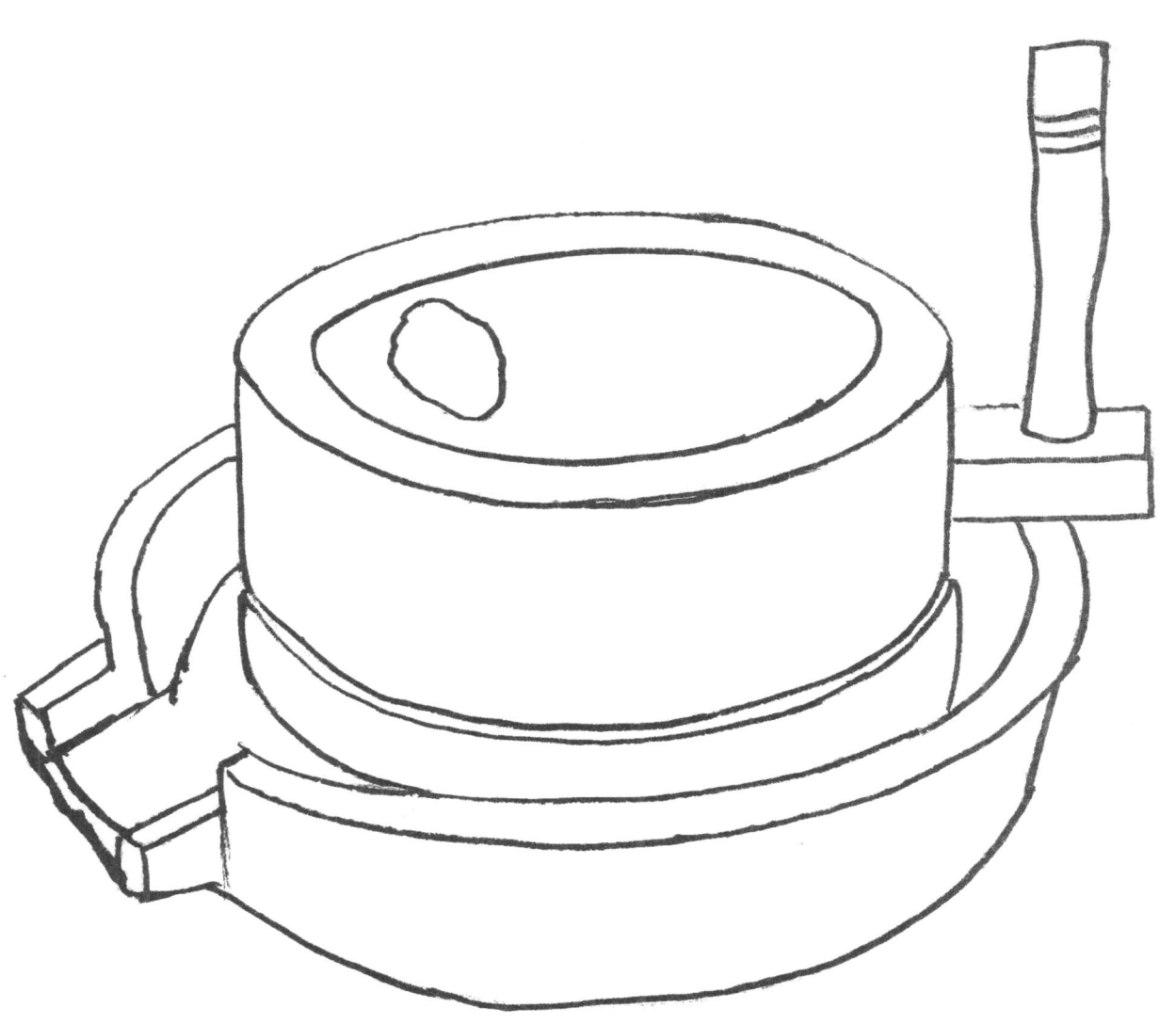

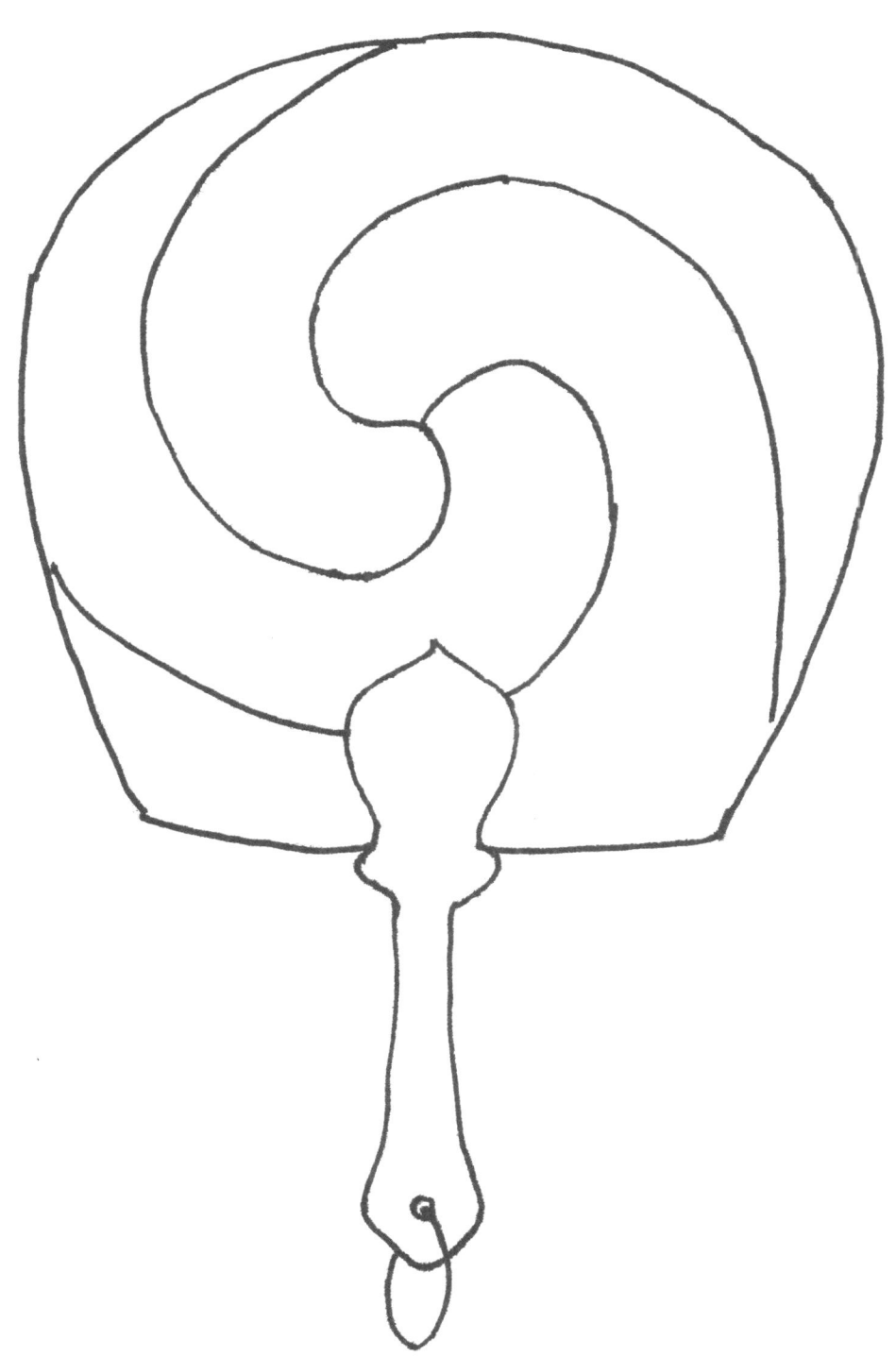

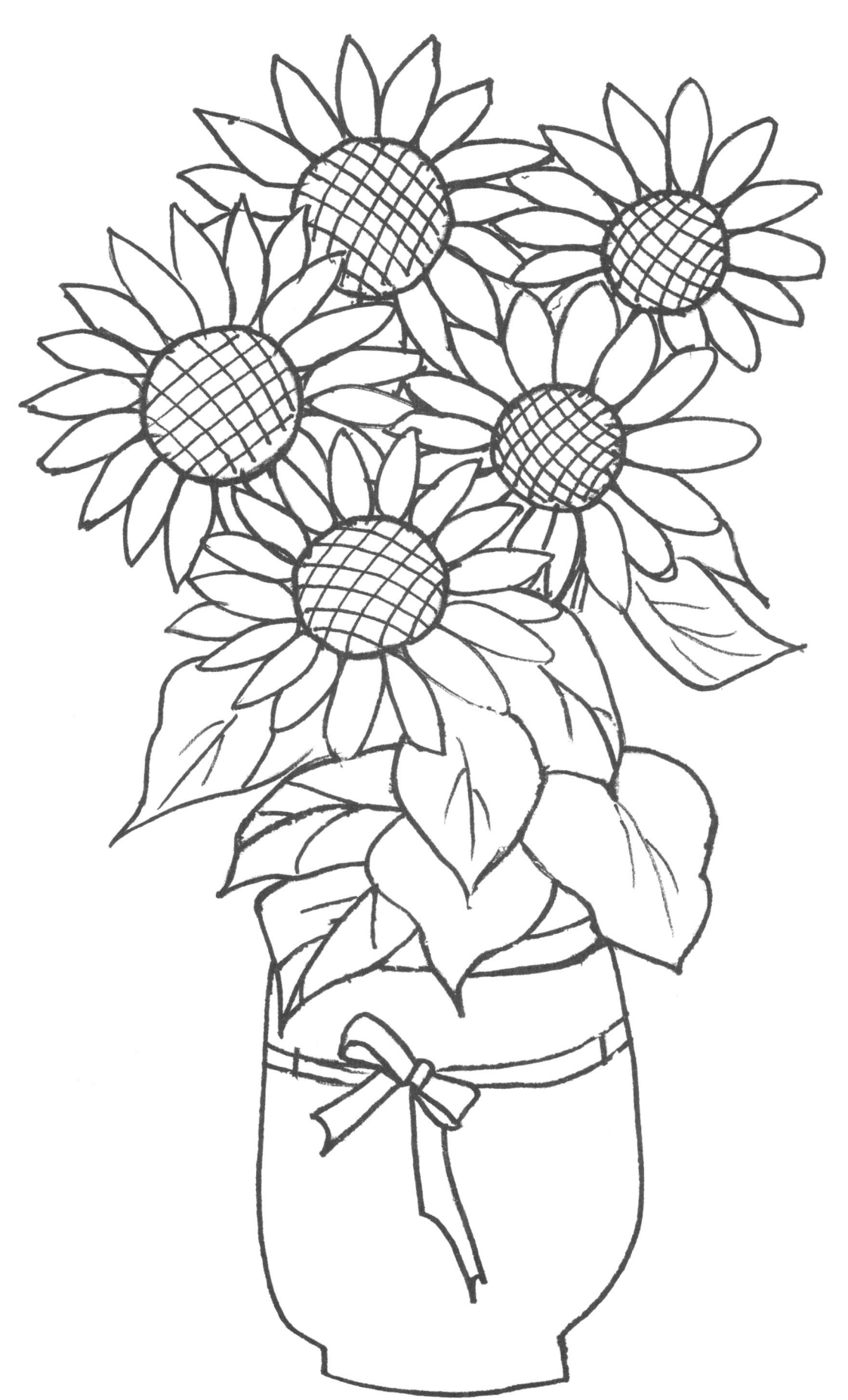

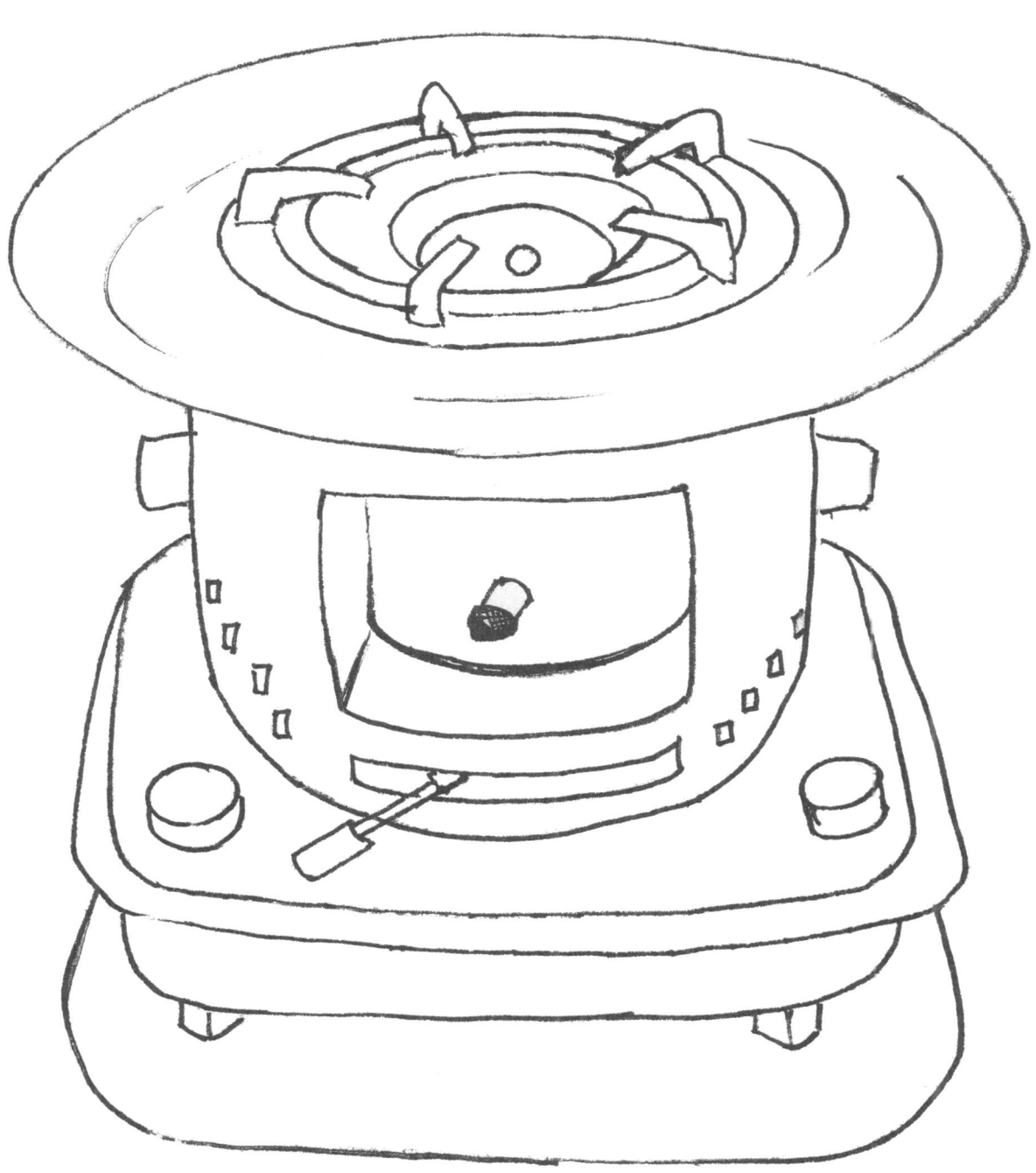

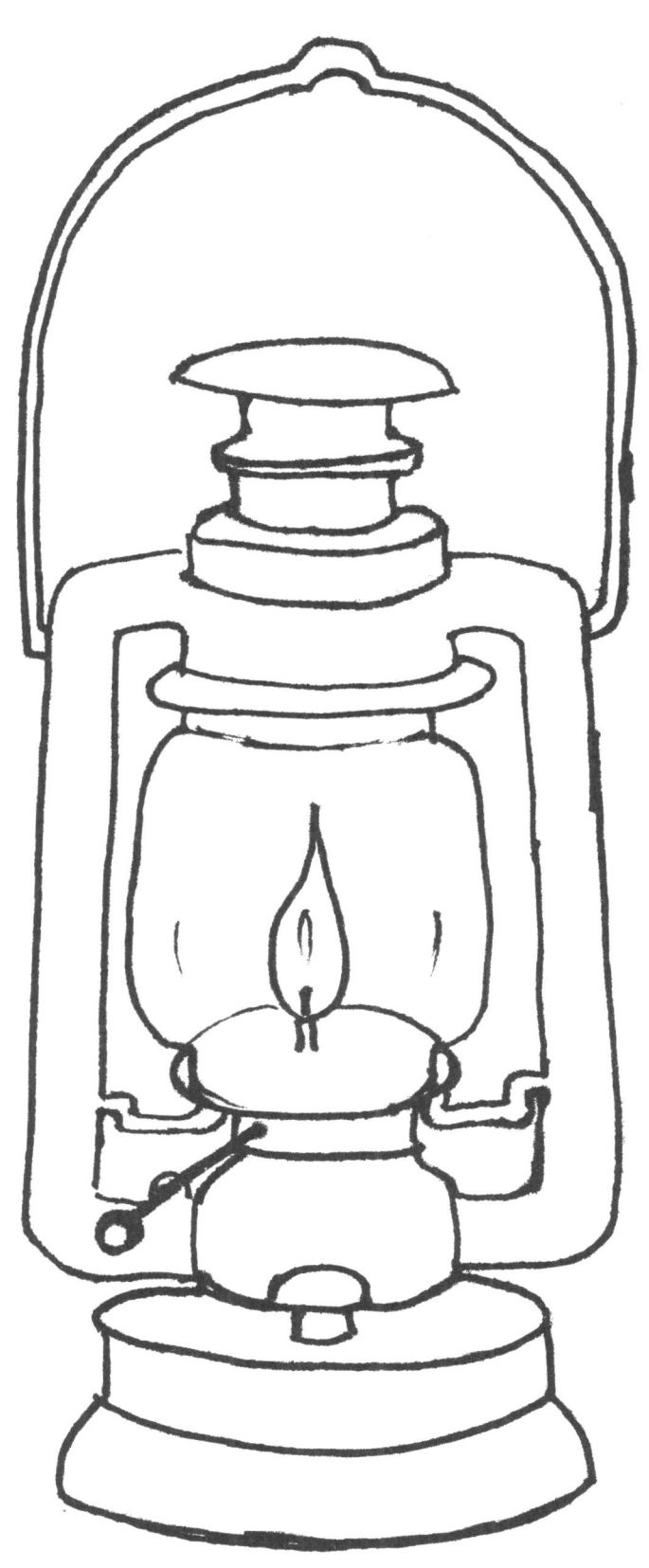

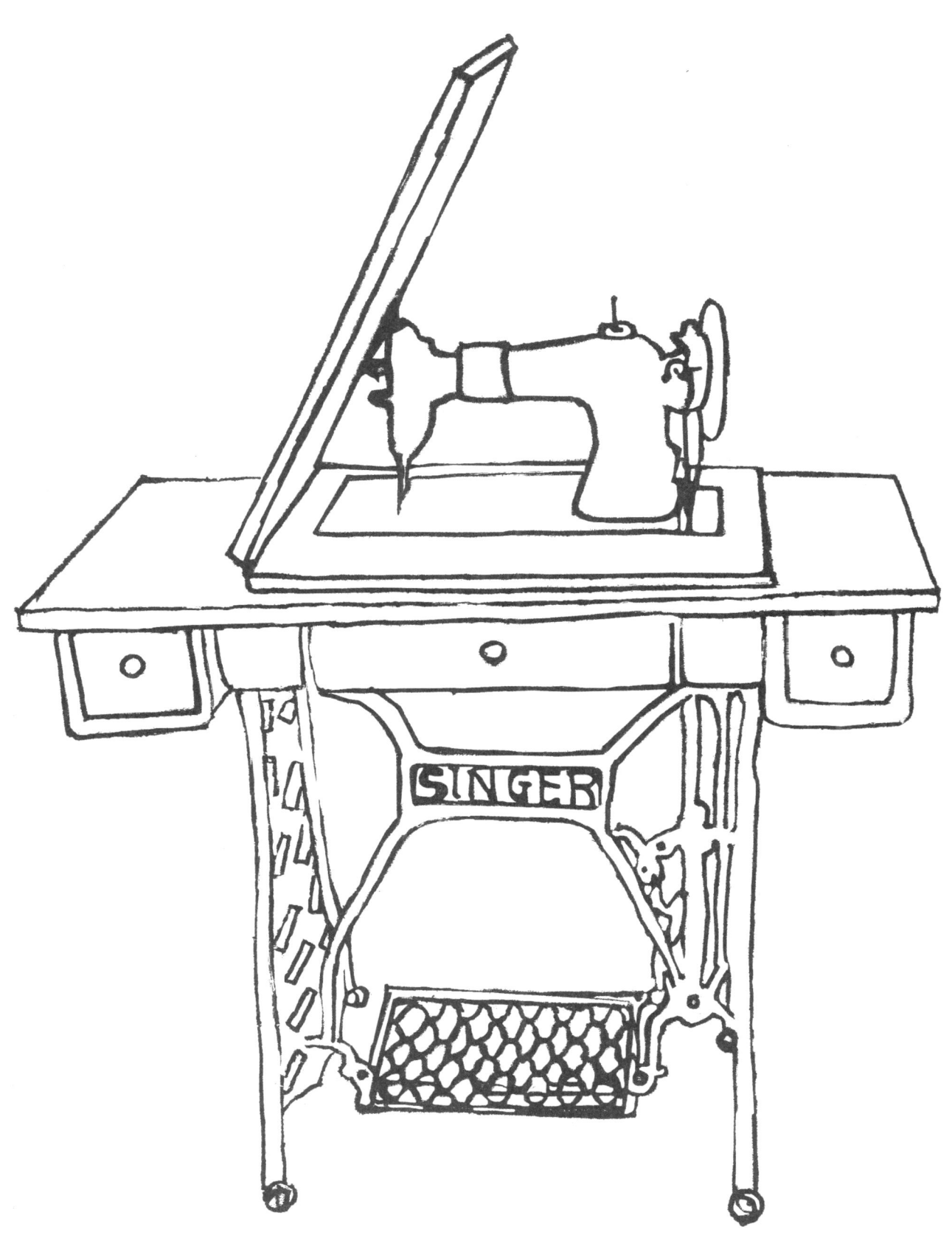

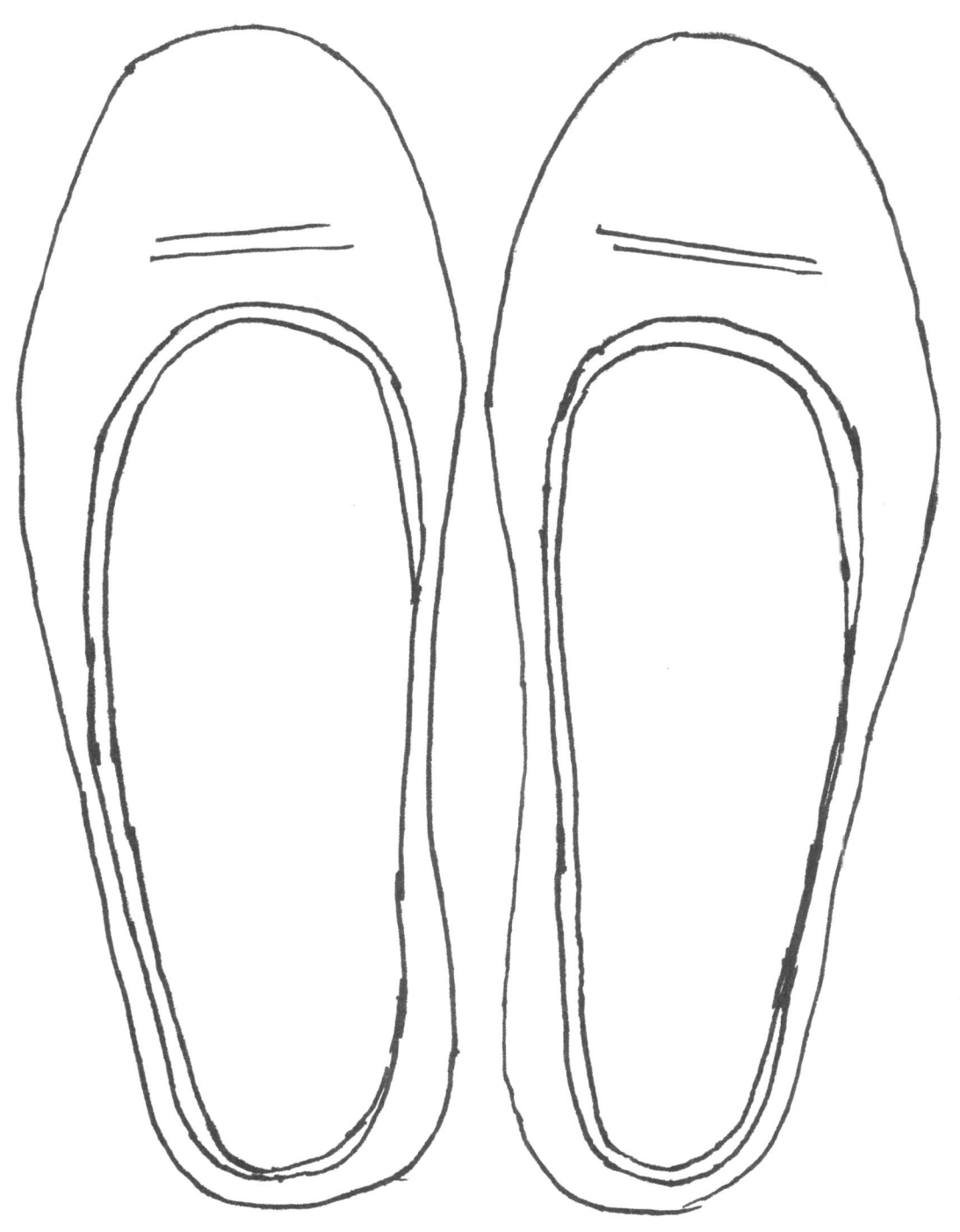

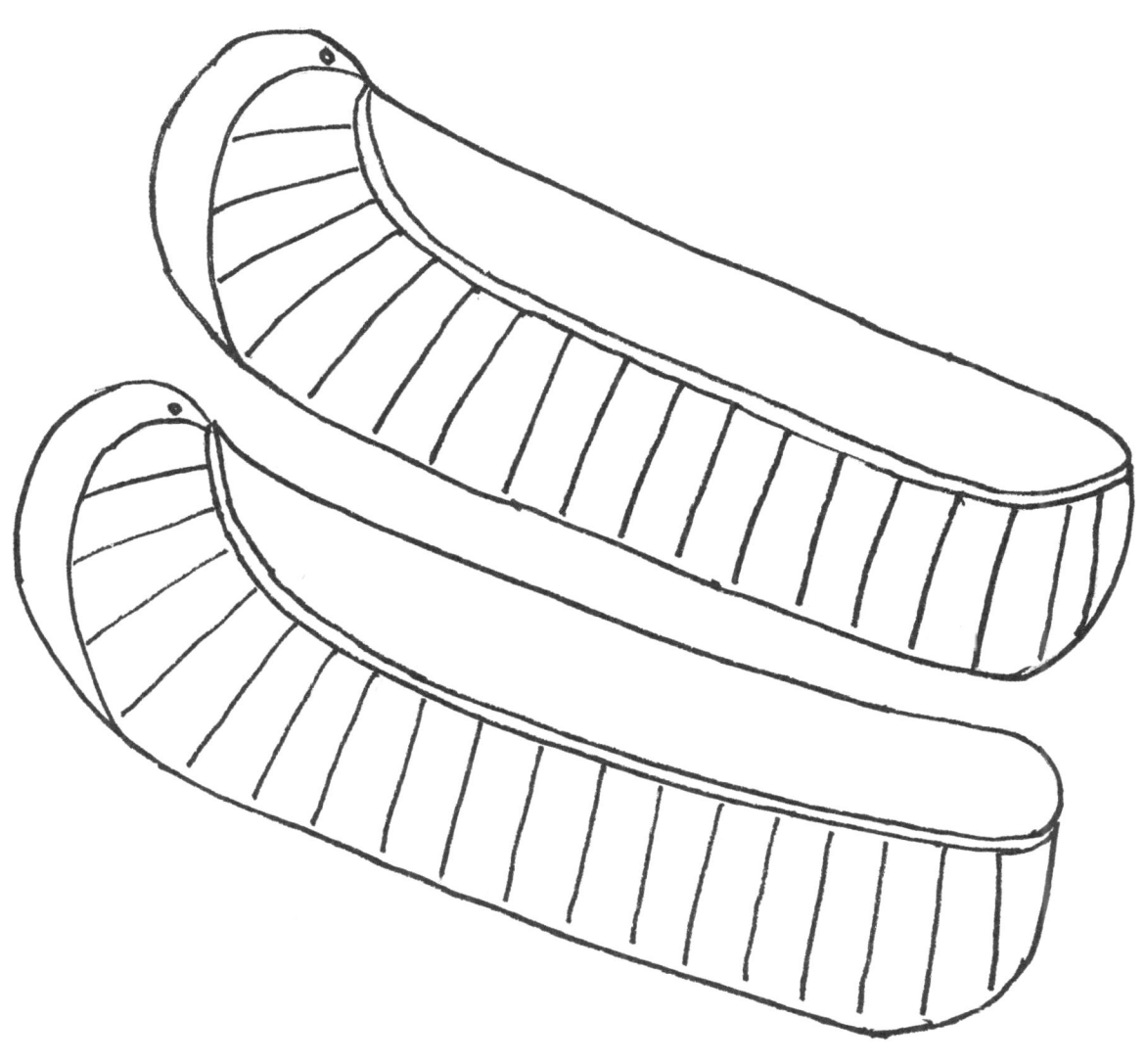

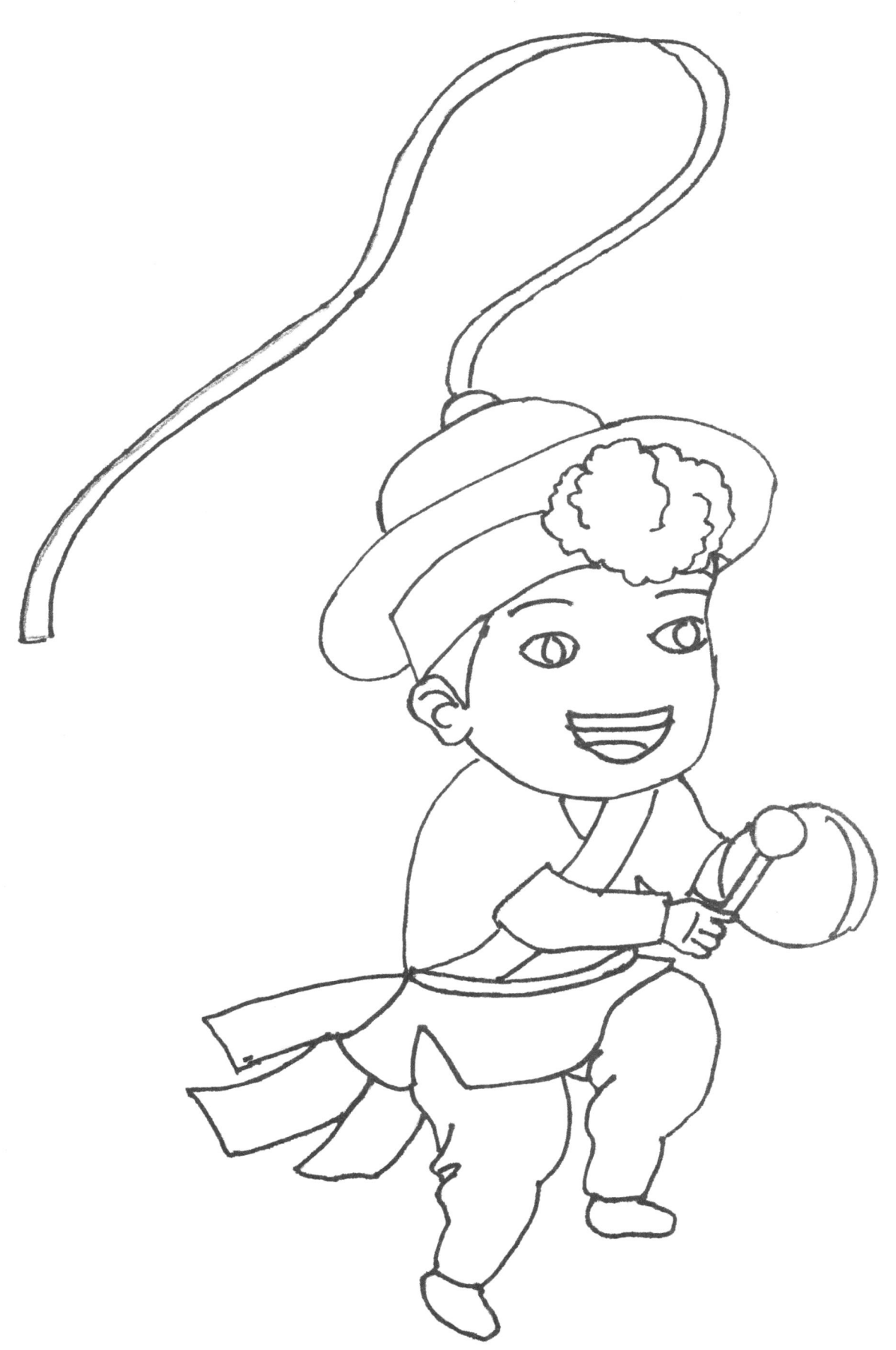

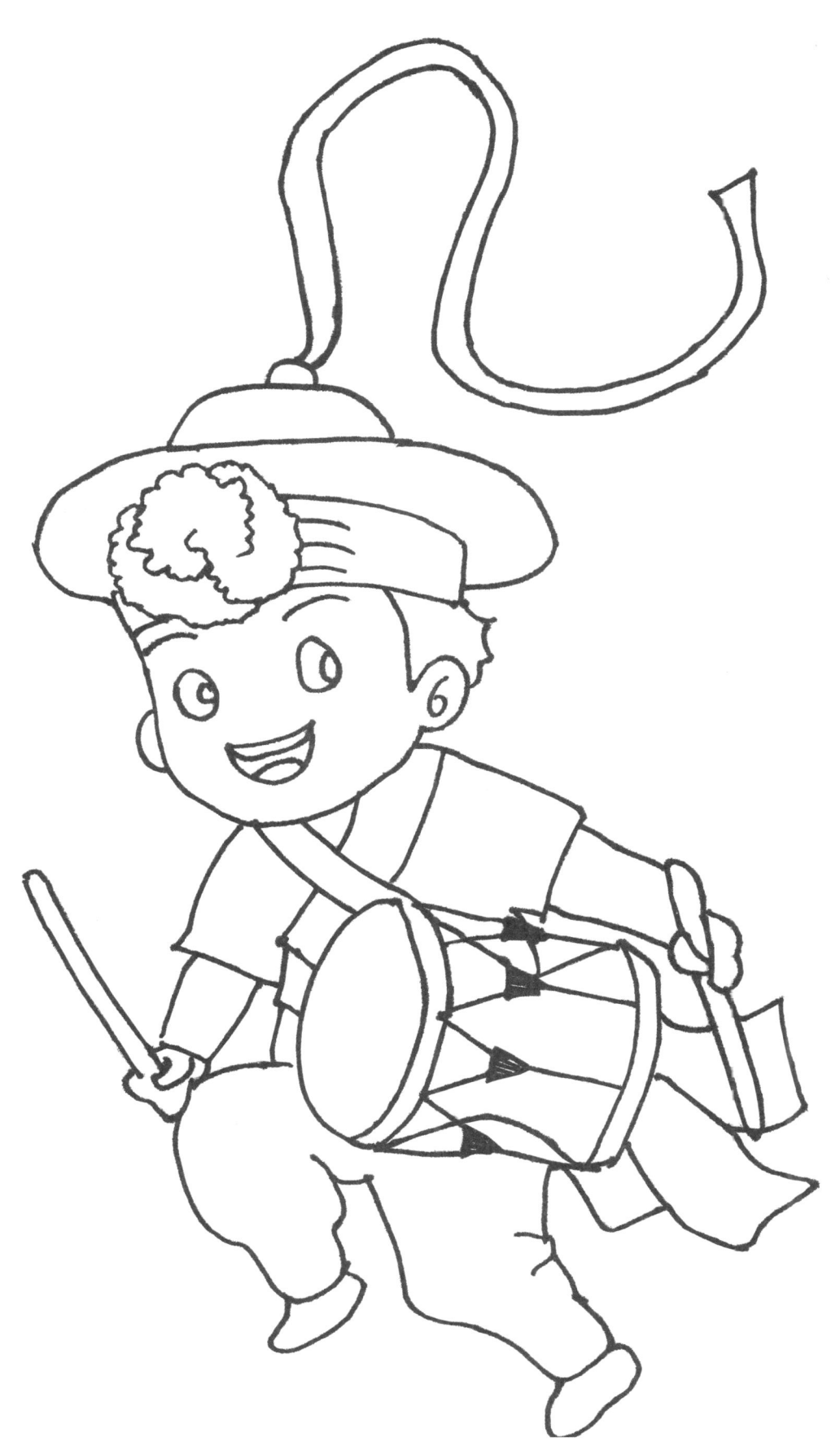

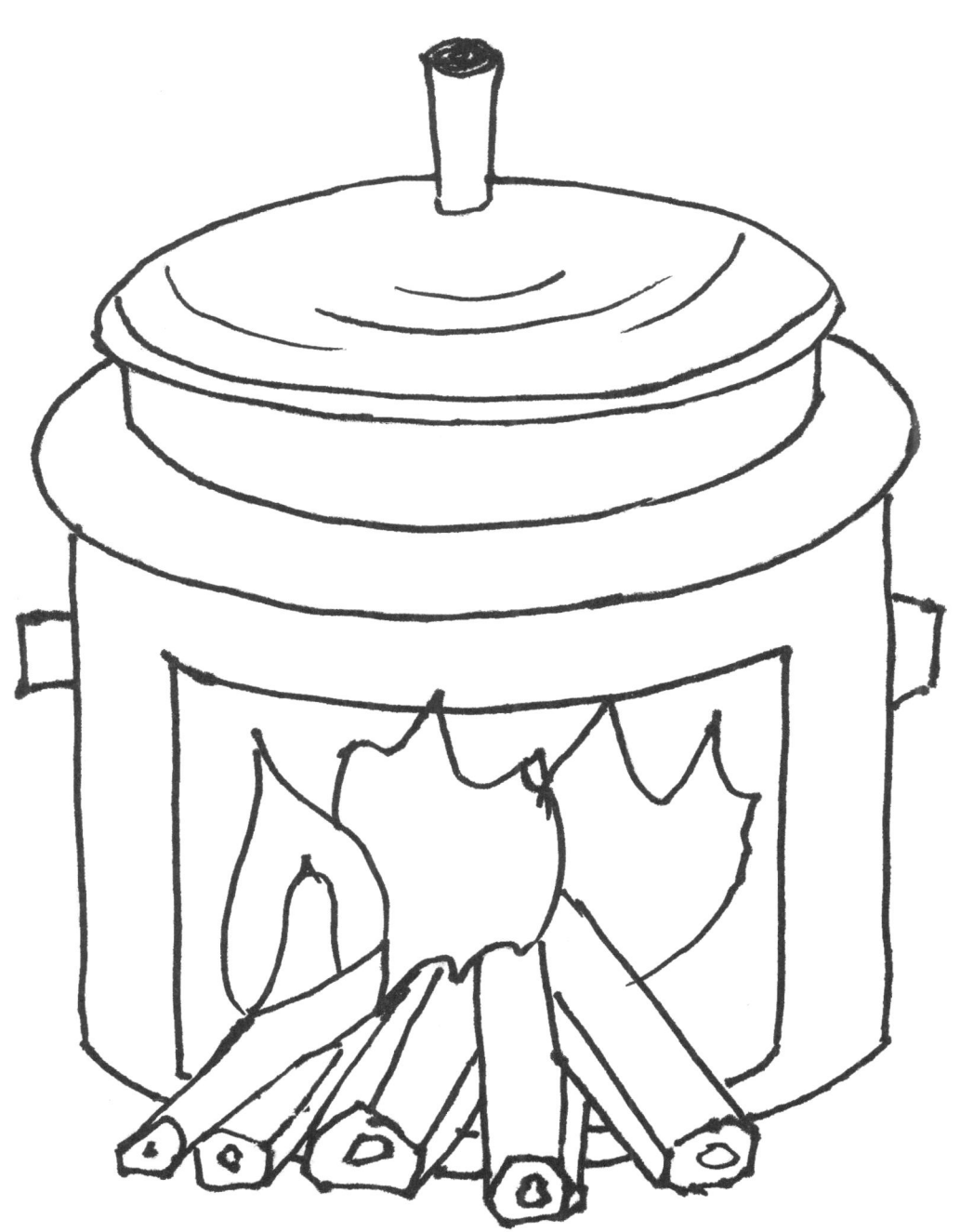

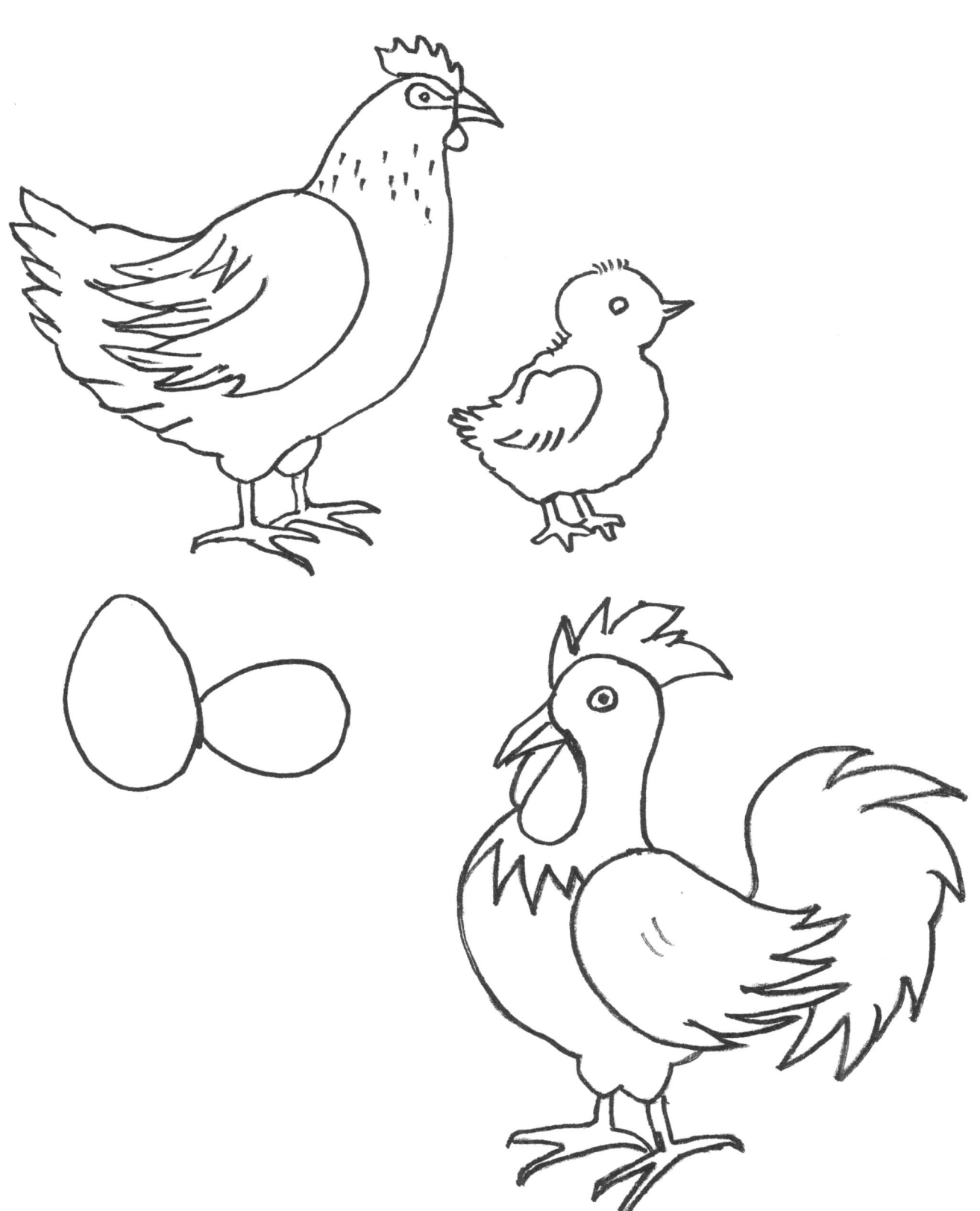

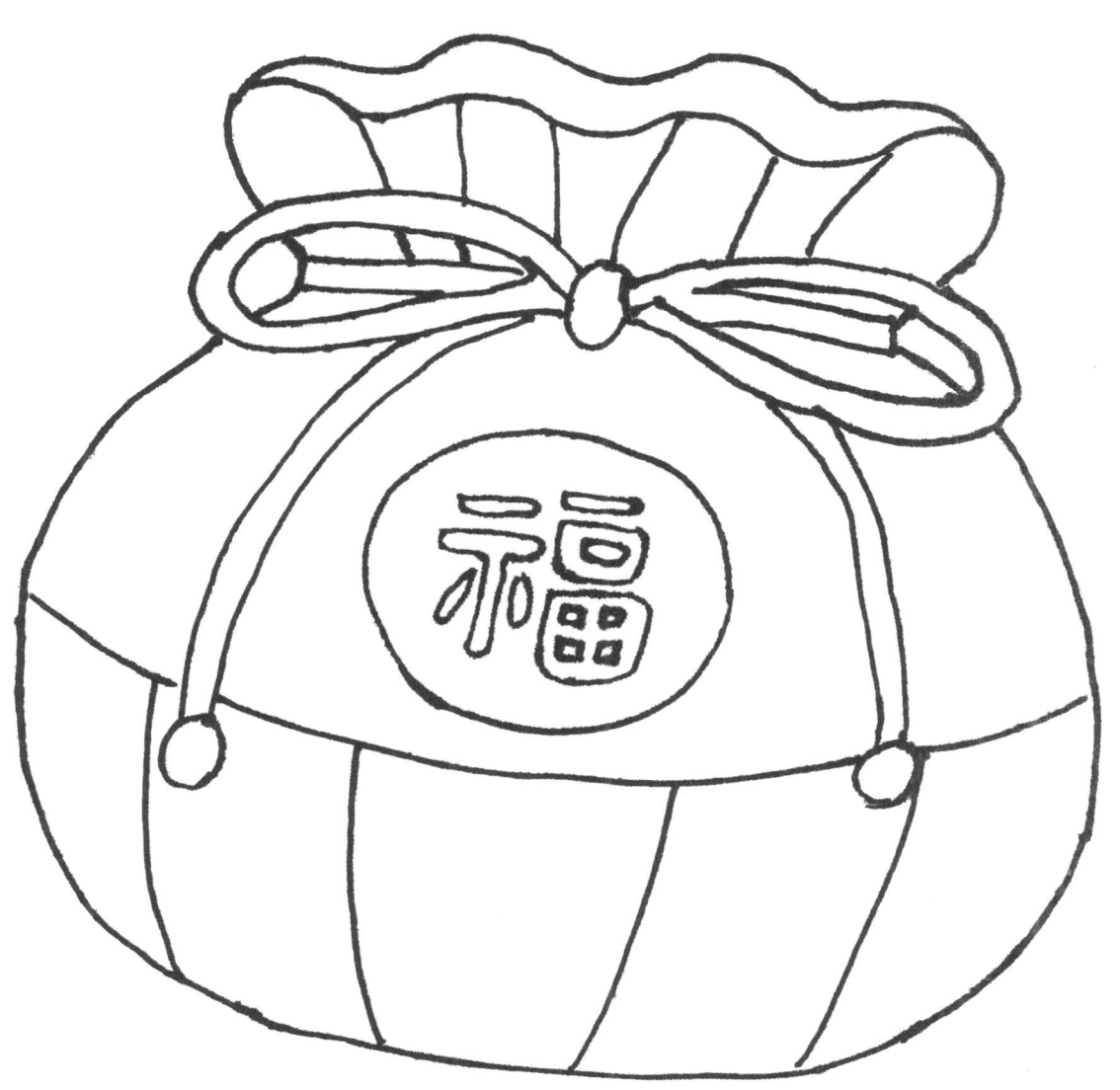

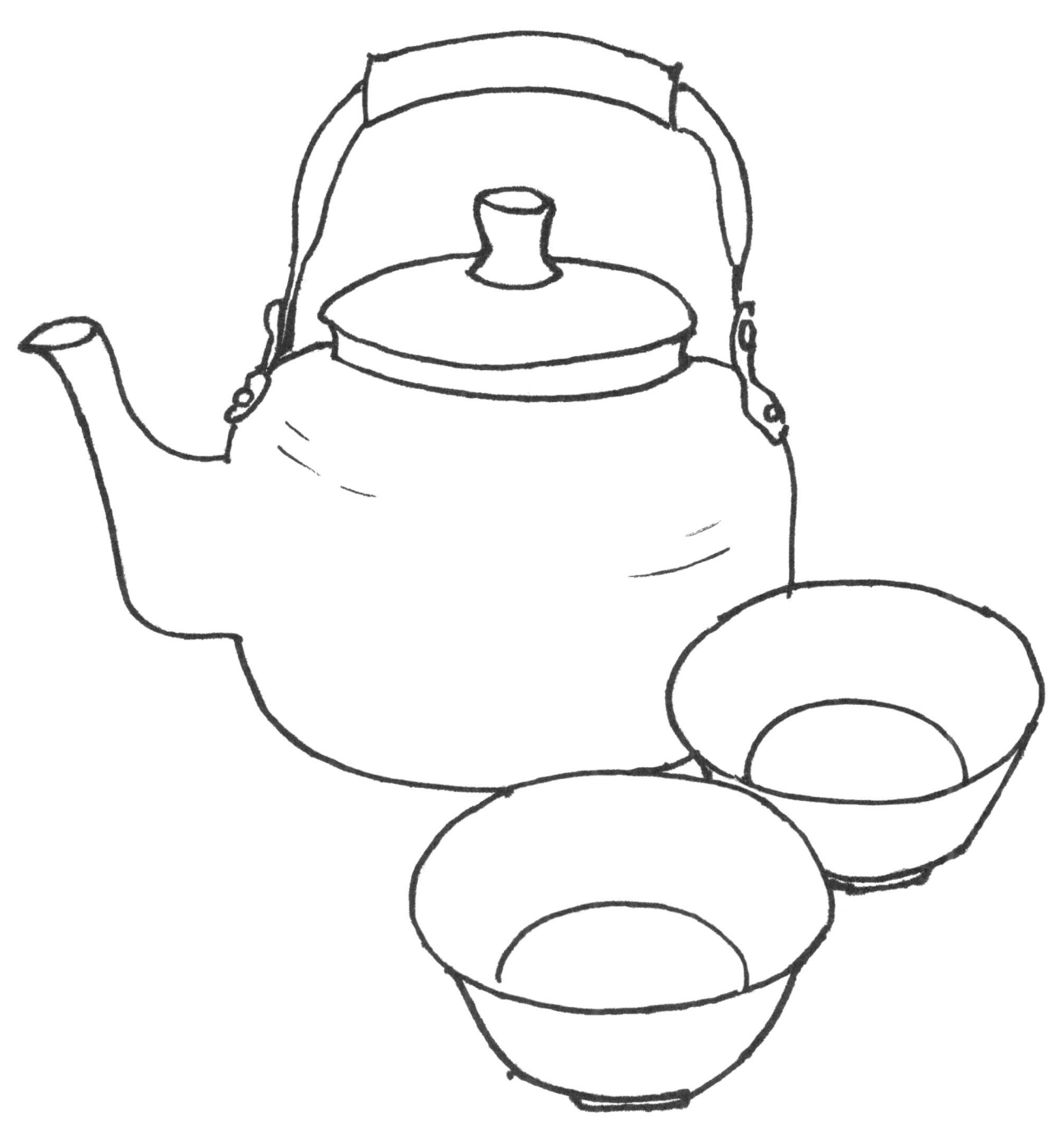

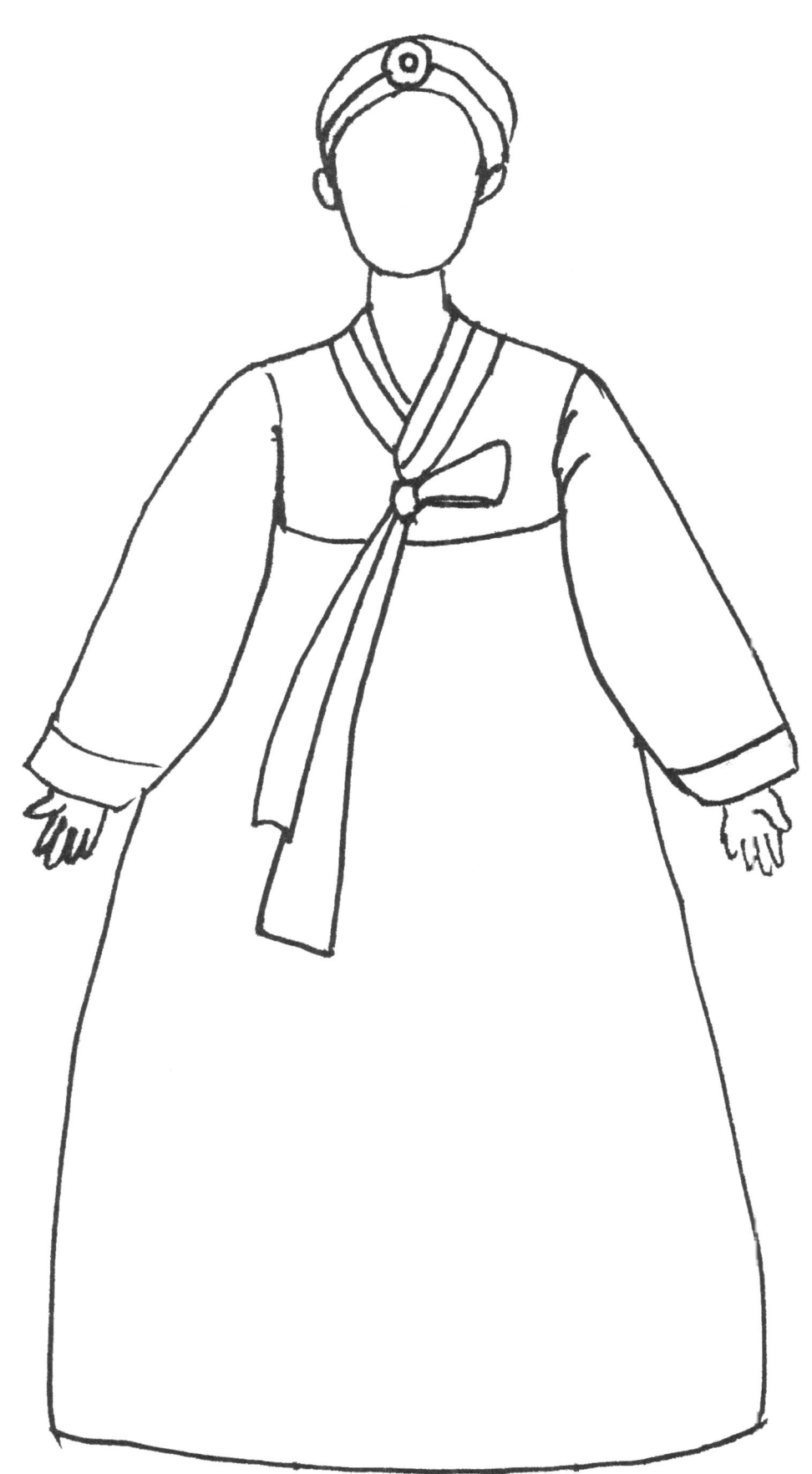

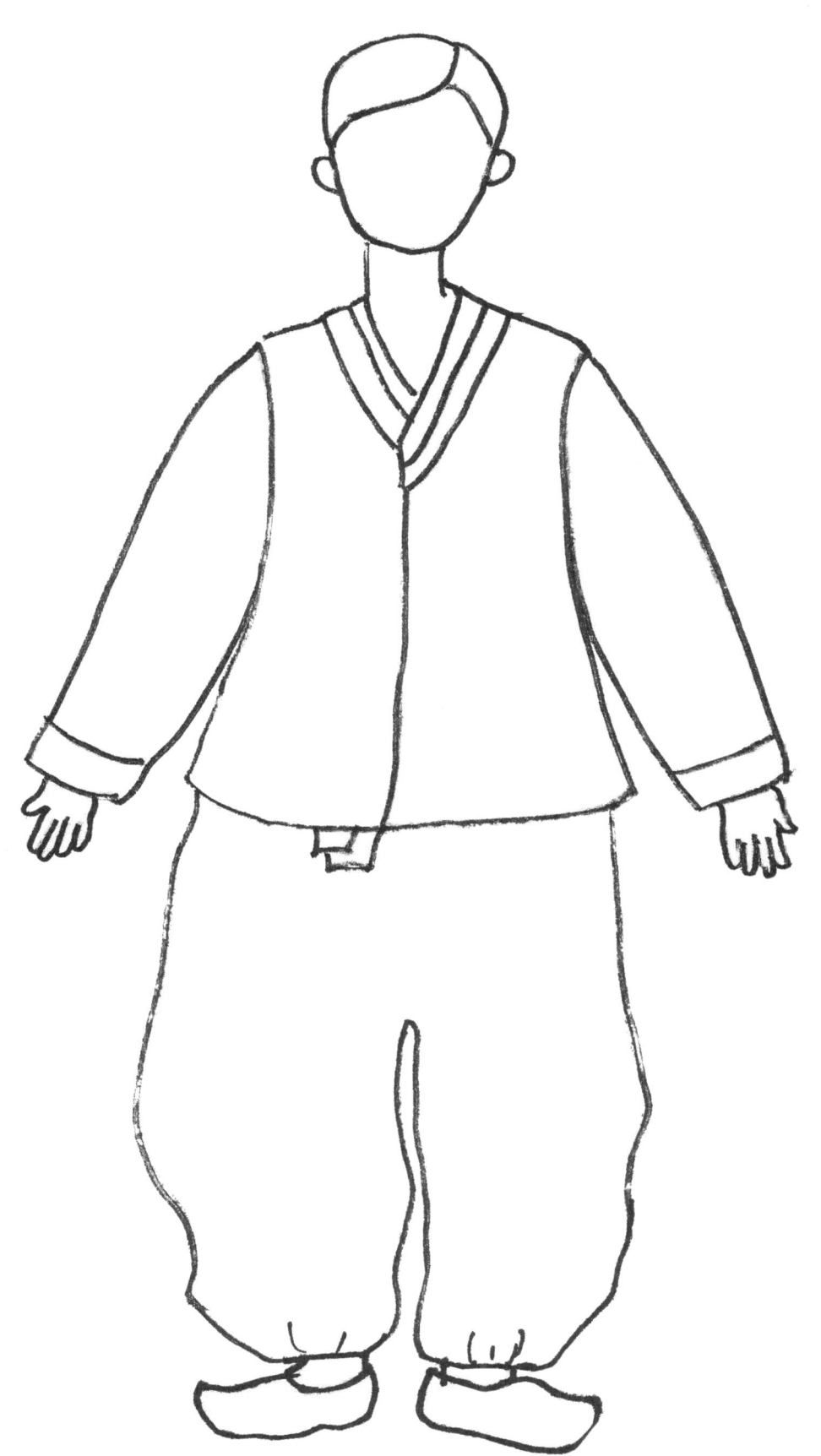

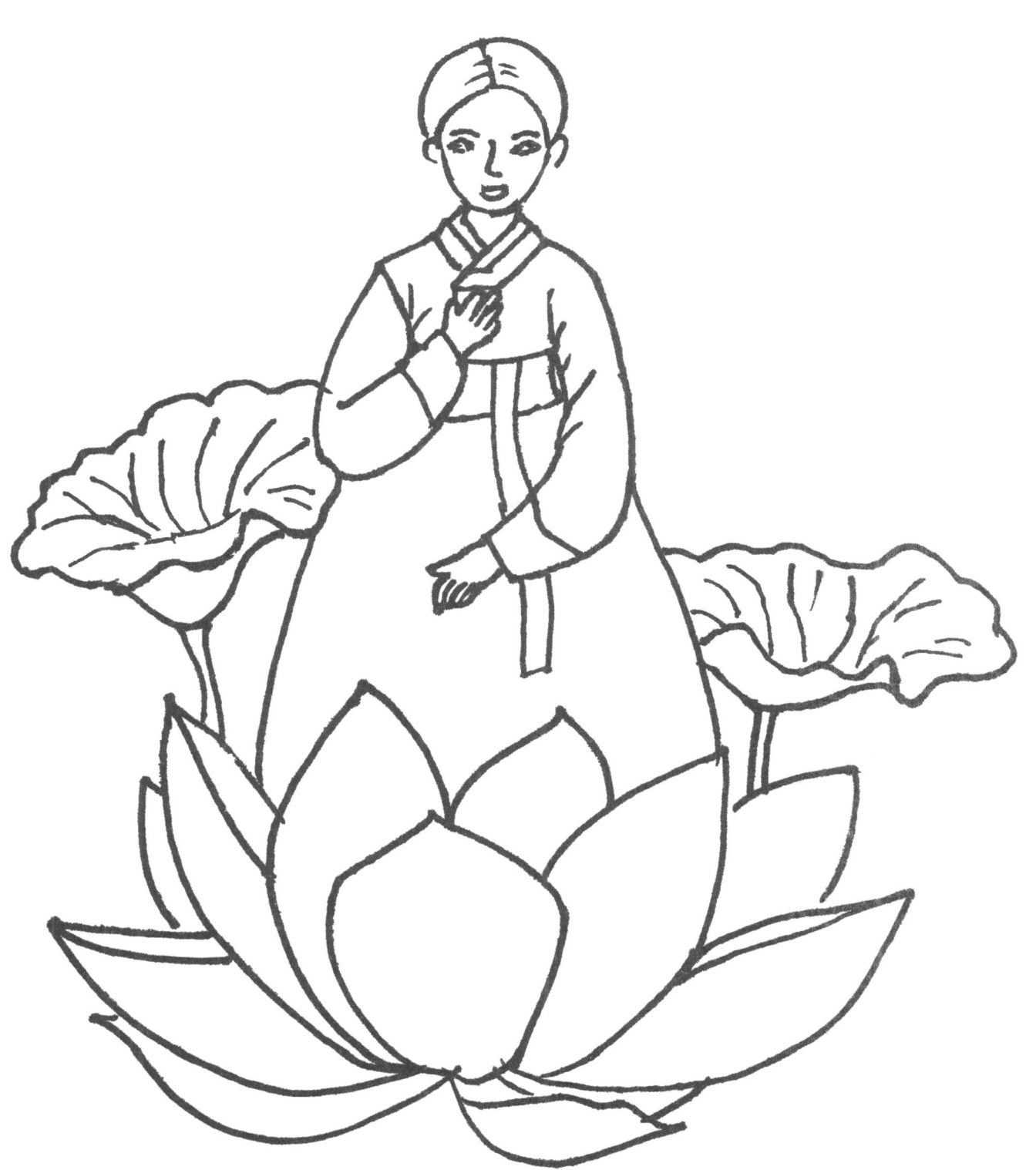

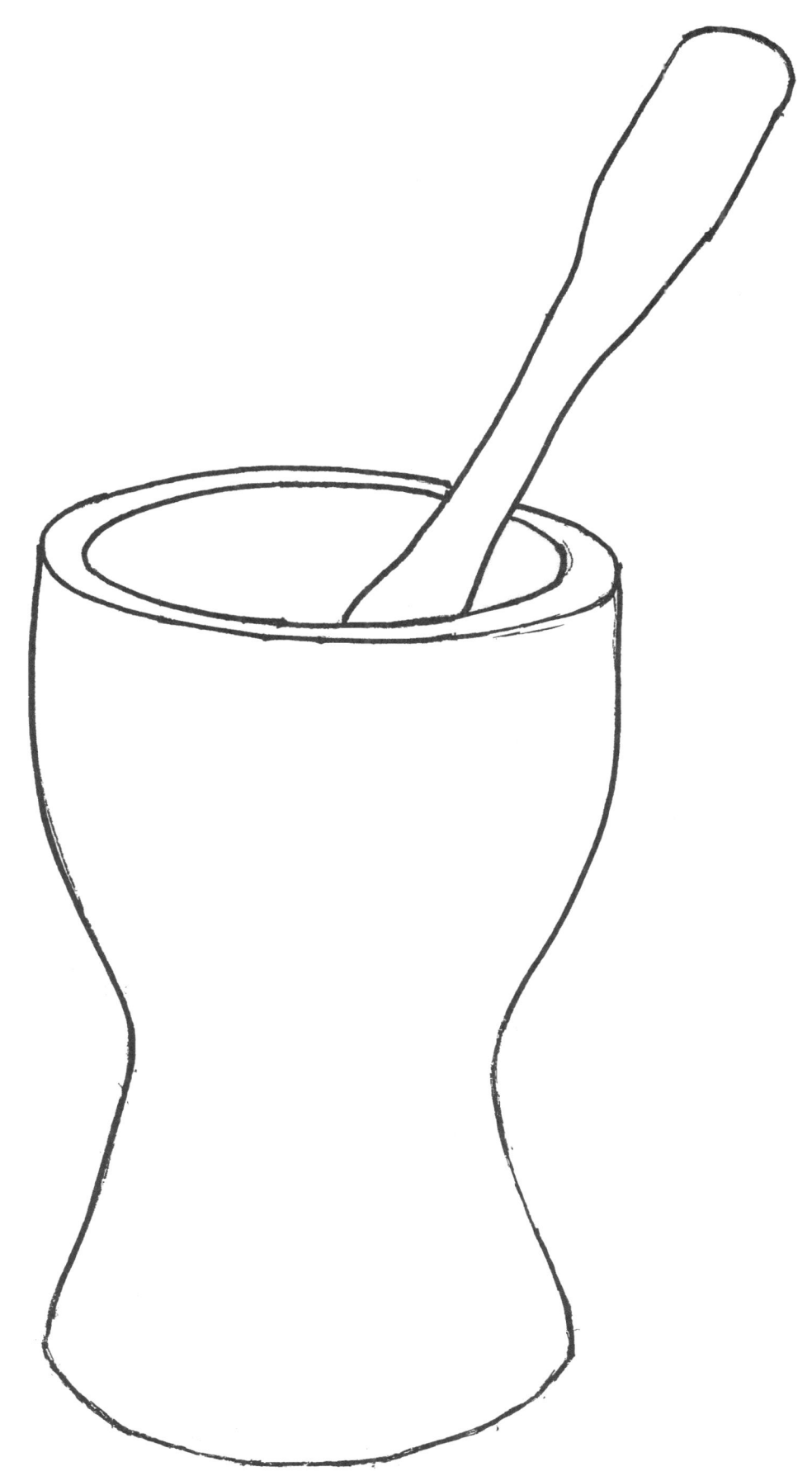

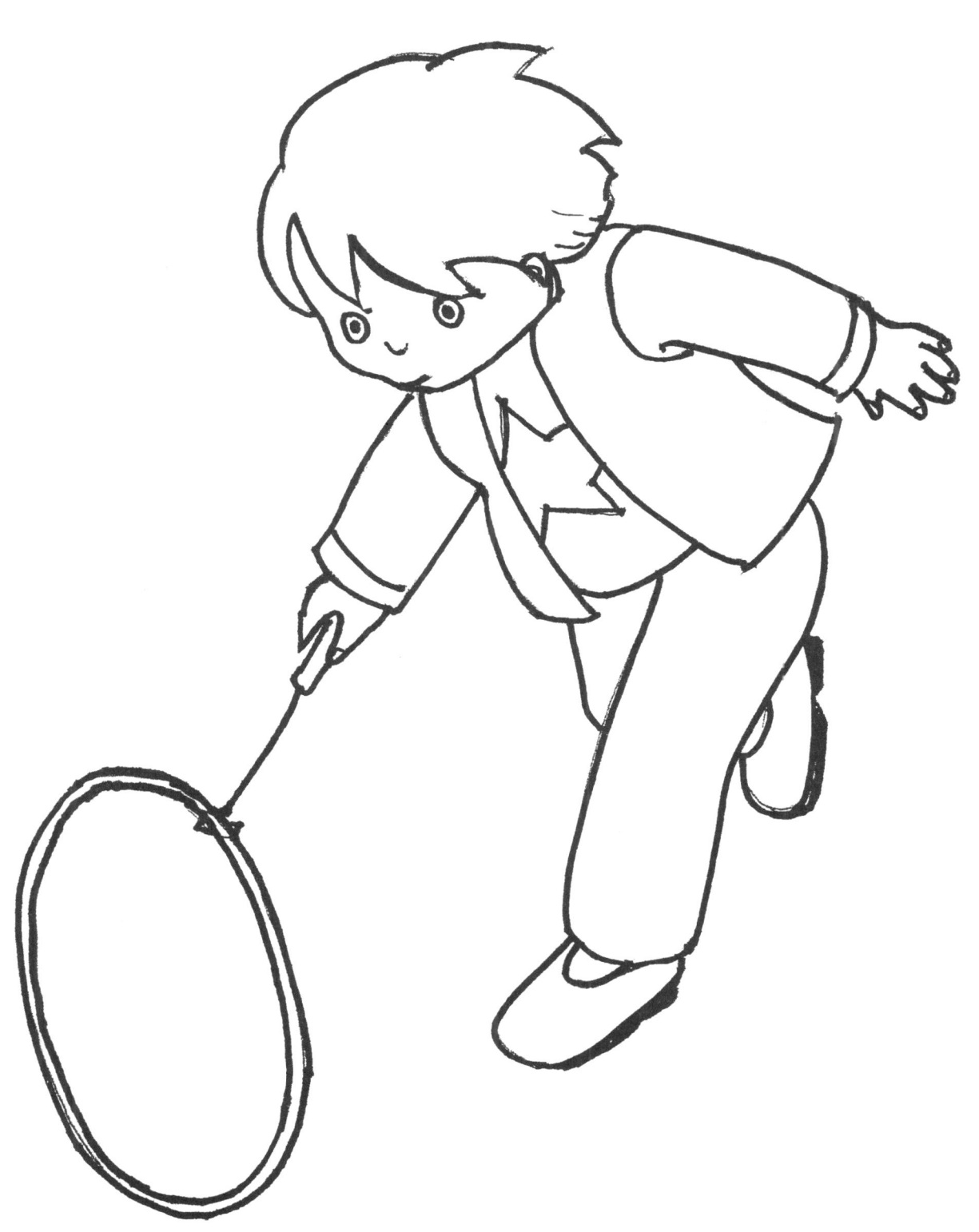

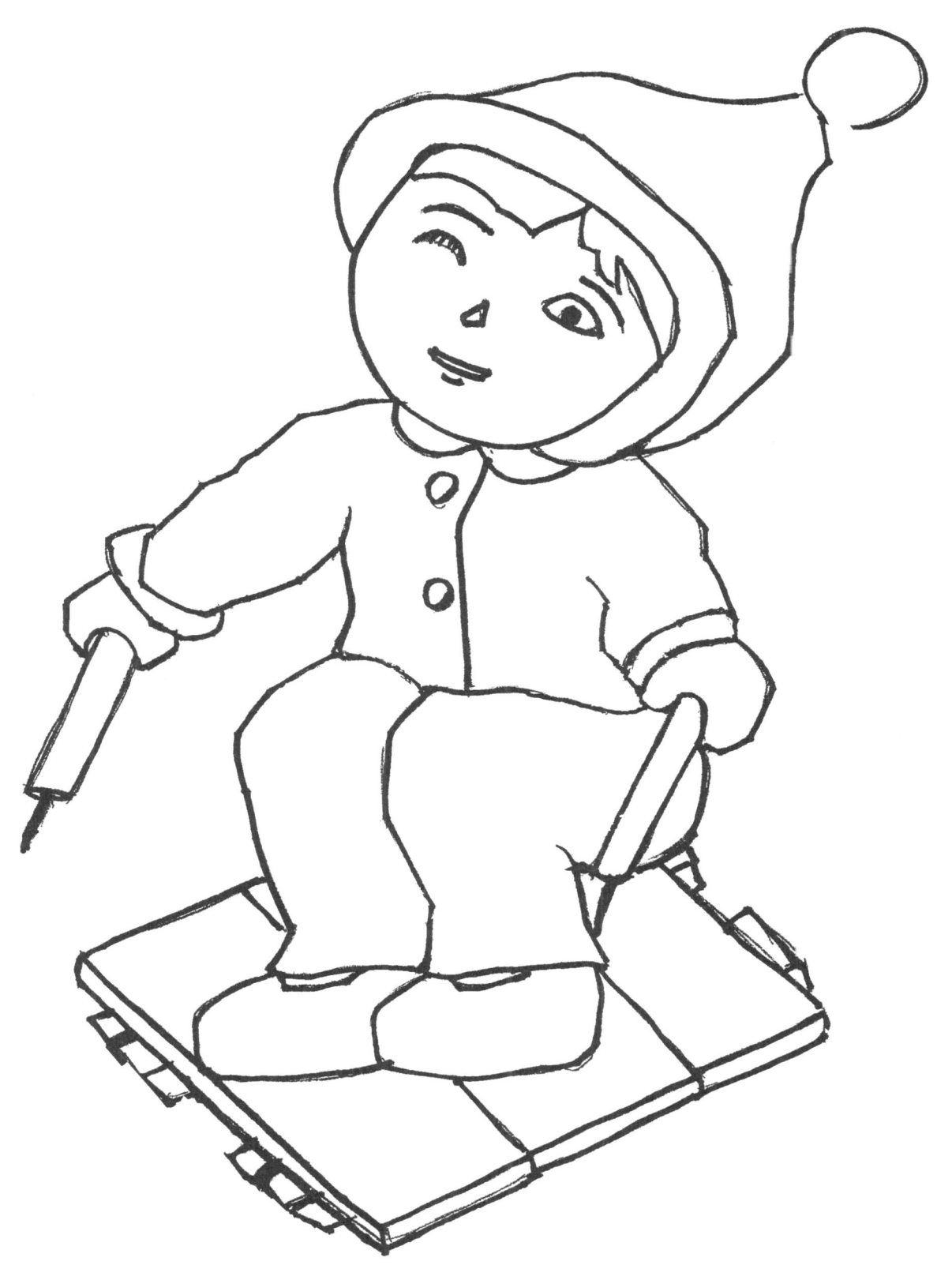

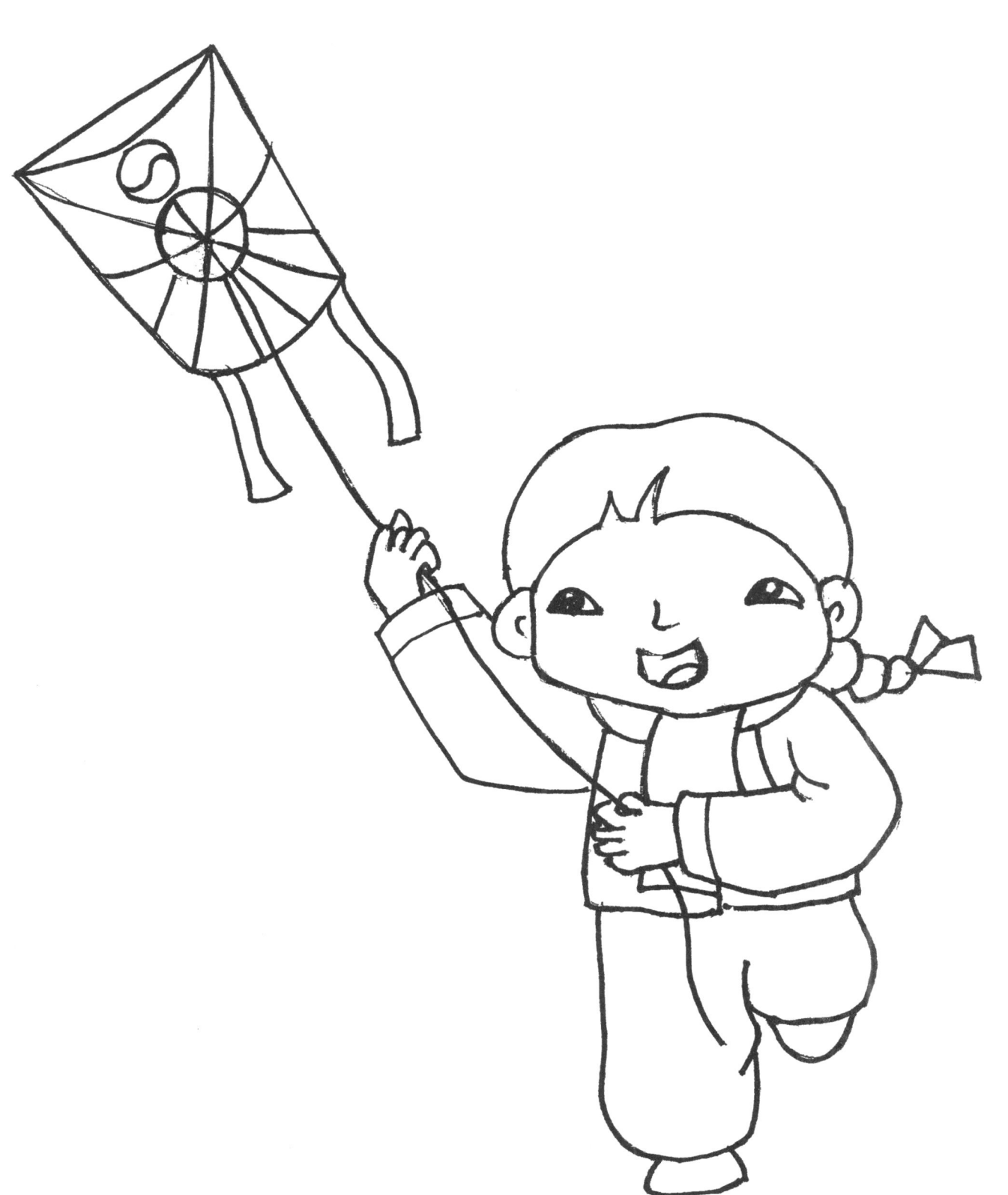

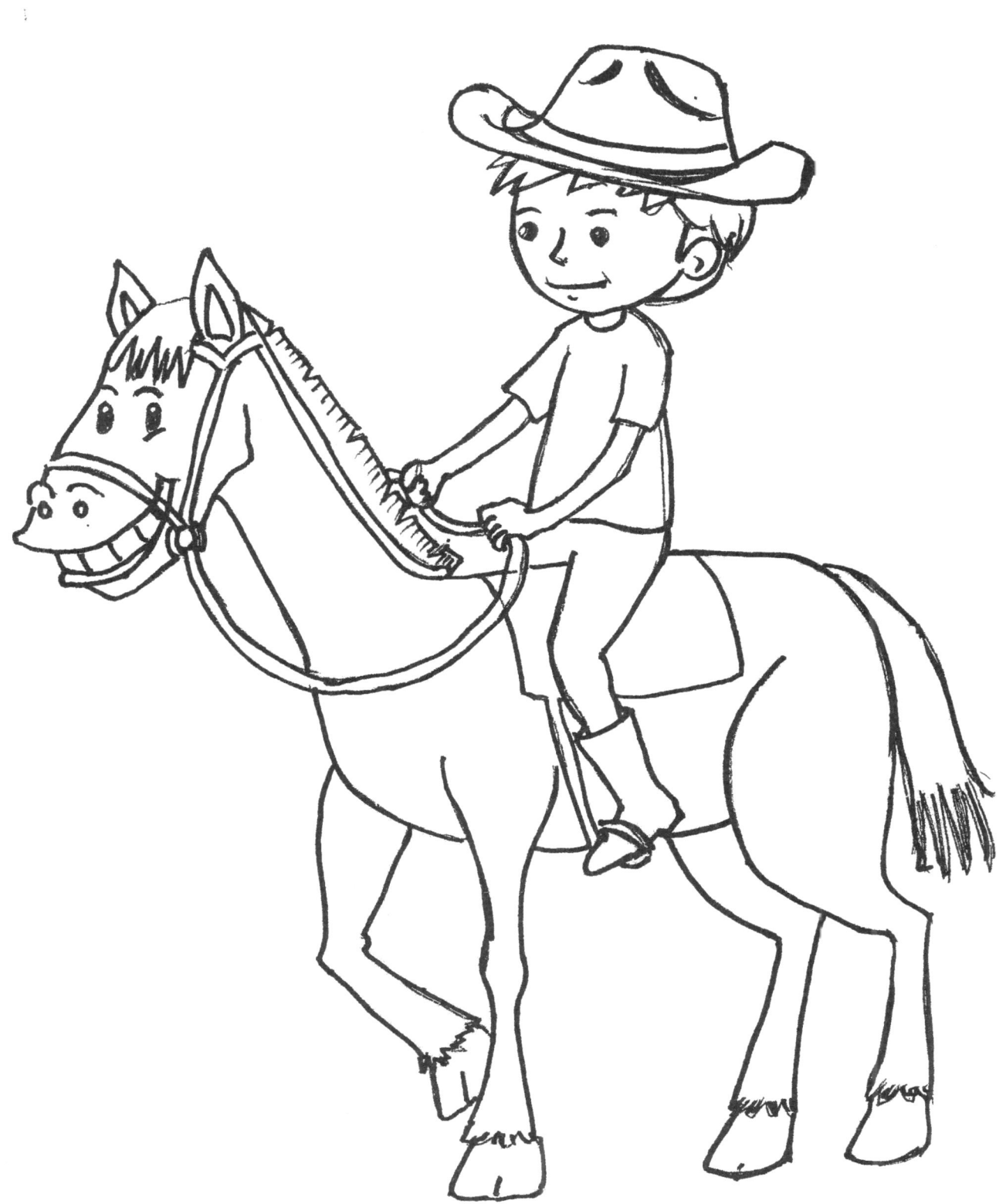

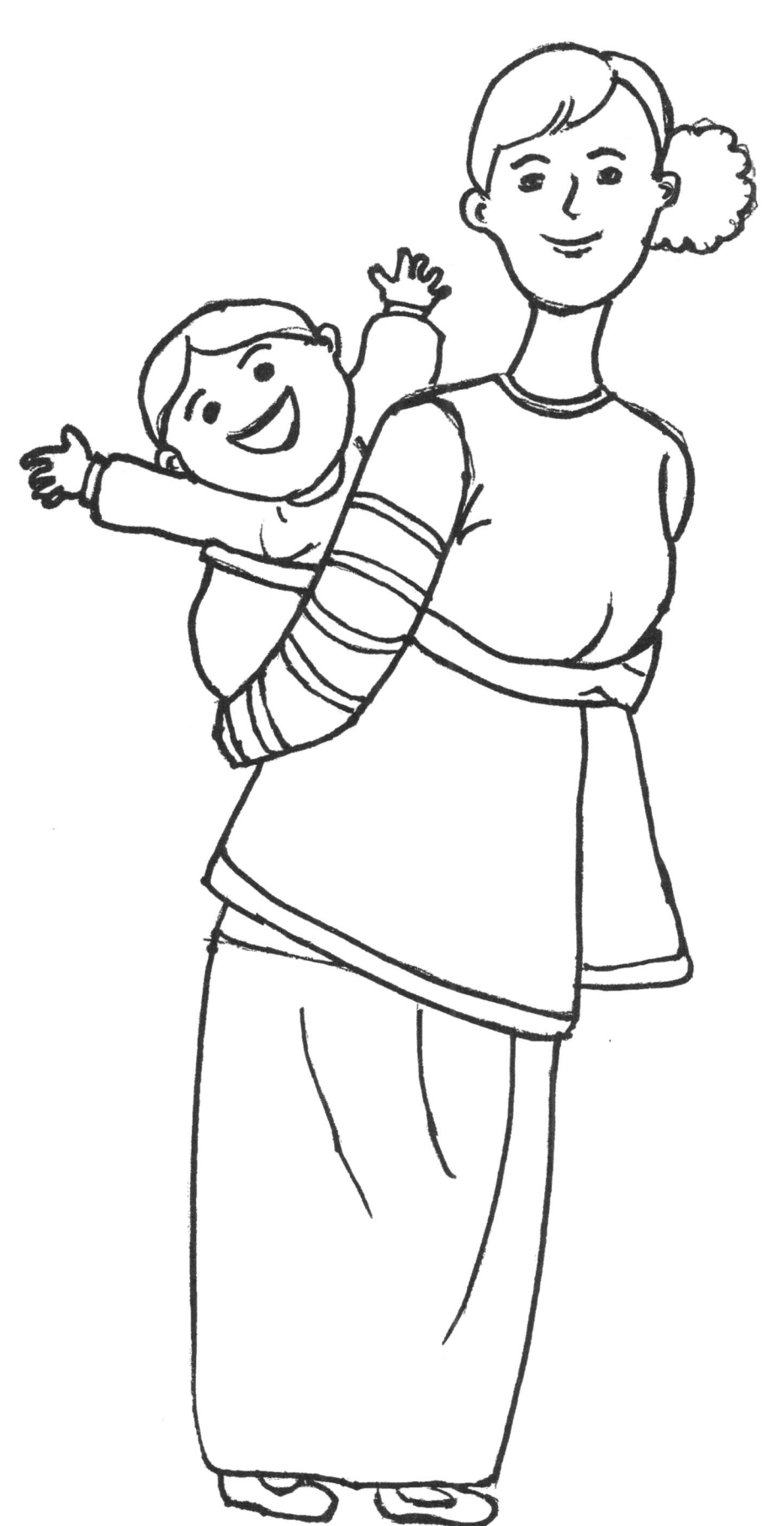

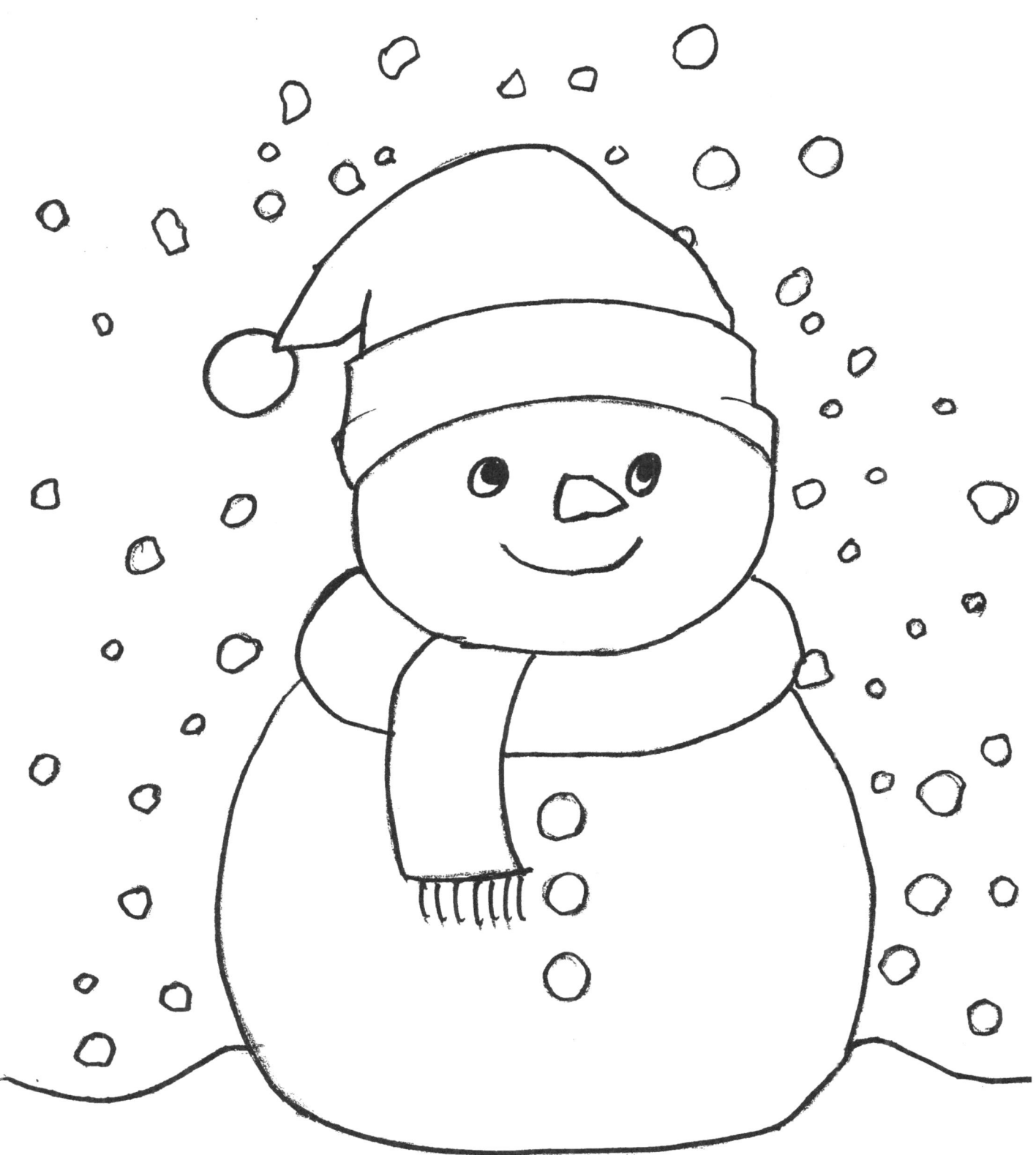

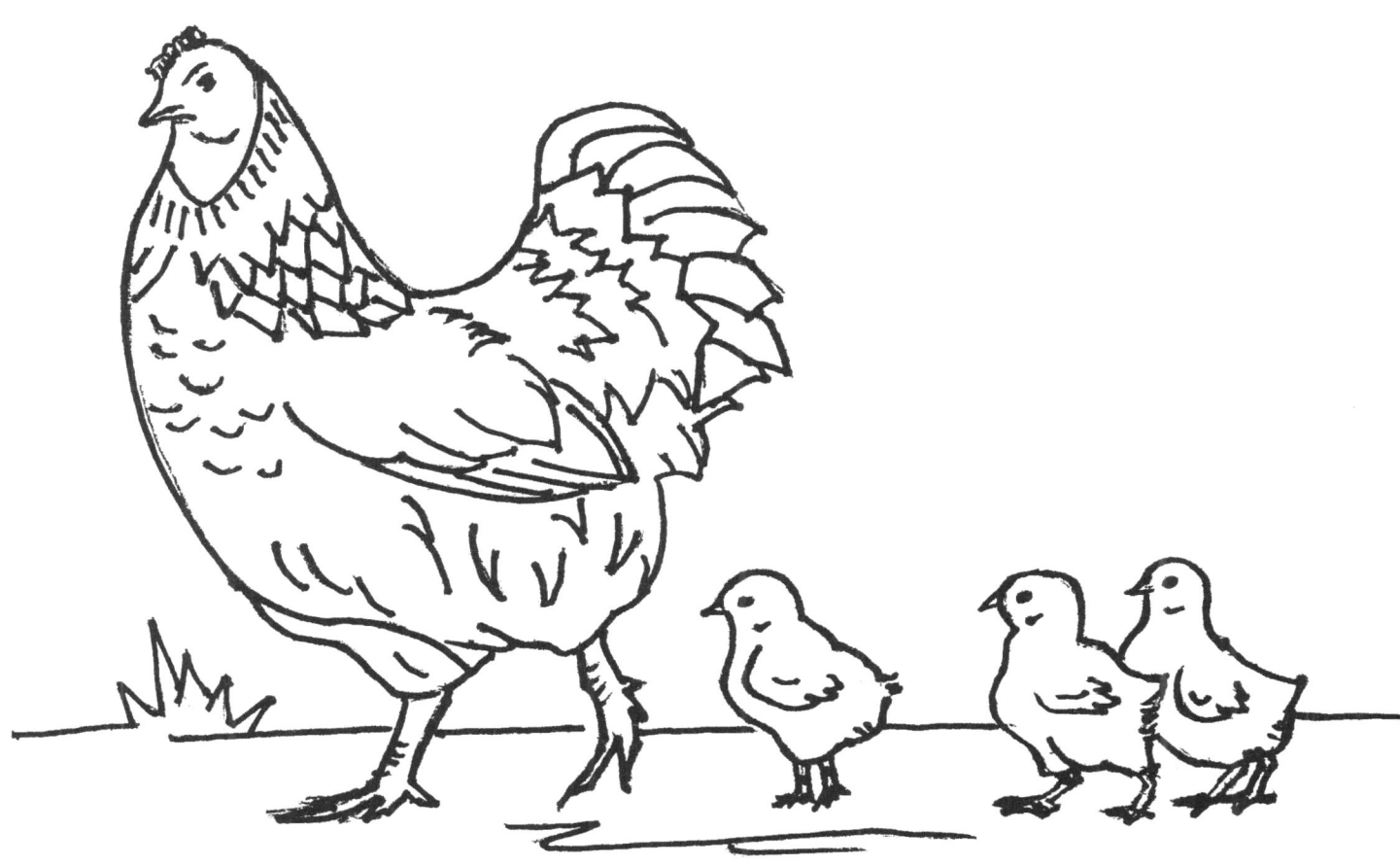

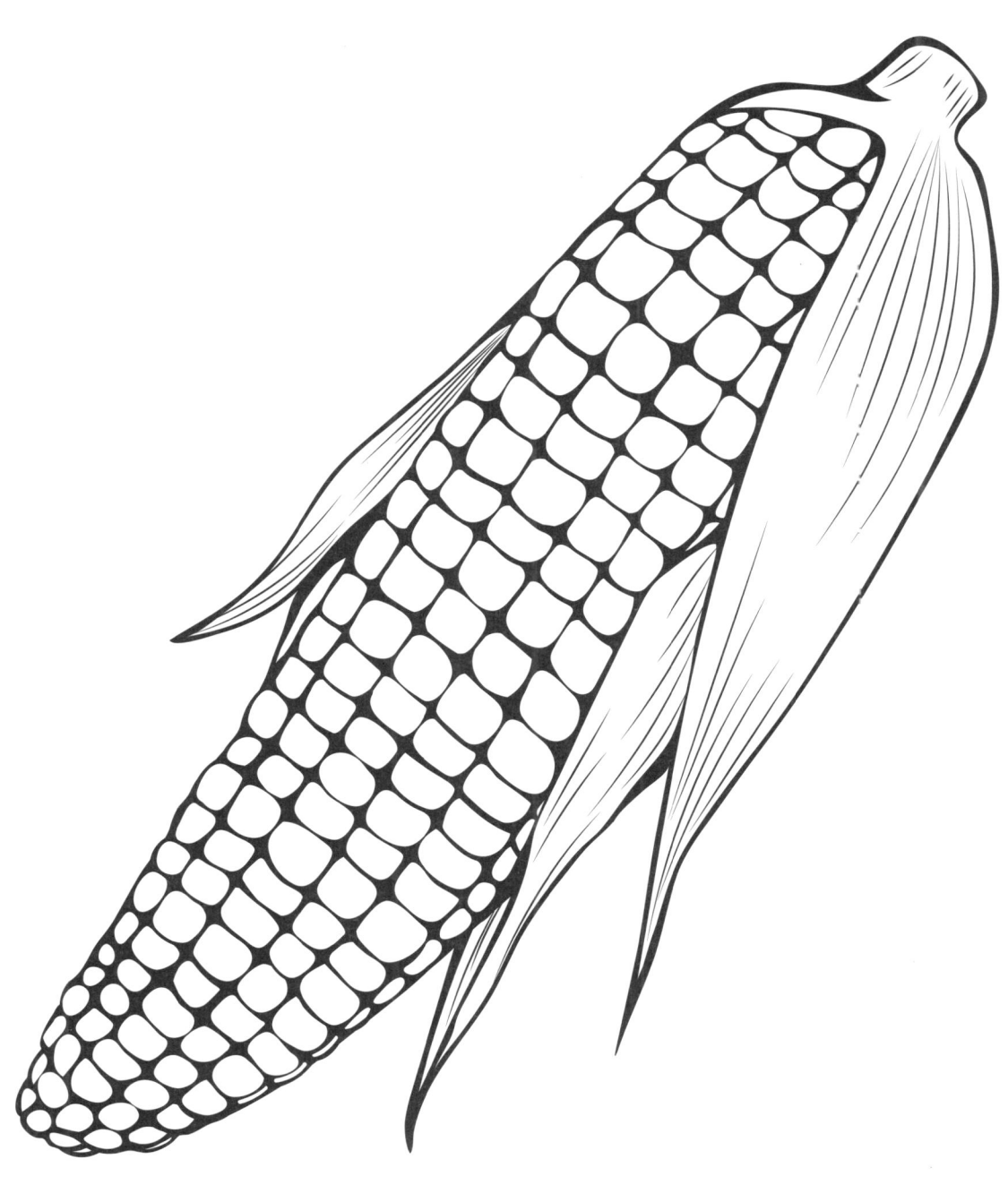